Travail du laboratoire du Dr Dieulafoy a l'Hôpital Necker

RECHERCHES CLINIQUES ET EXPÉRIMENTALES

SUR LA

PSEUDO-TUBERCULOSE ASPERGILLAIRE

PAR

Le Dr Louis RÉNON

Ancien interne lauréat des hôpitaux

PARIS

G. STEINHEIL, ÉDITEUR

2, RUE CASIMIR-DELAVIGNE. 2

1893

RECHERCHES CLINIQUES ET EXPÉRIMENTALES

SUR LA

PSEUDO-TUBERCULOSE ASPERGILLAIRE

IMPRIMERIE LEMALE ET Cie, HAVRE

Travail du laboratoire du Pʳ Dieulafoy a l'hopital Necker

RECHERCHES CLINIQUES ET EXPÉRIMENTALES

SUR LA

PSEUDO-TUBERCULOSE ASPERGILLAIRE

PAR

Le Dᵣ Louis RÉNON

Ancien interne lauréat des hôpitaux

PARIS

G. STEINHEIL, ÉDITEUR

2, RUE CASIMIR-DELAVIGNE, 2

1893

RECHERCHES CLINIQUES ET EXPÉRIMENTALES

SUR LA

PSEUDO-TUBERCULOSE ASPERGILLAIRE

AVANT-PROPOS

Nous devons en tête de ce travail mettre le nom du professeur Dieulafoy, car c'est lui qui nous a permis, par tous les moyens qu'il a bien voulu mettre à notre disposition, de l'avoir mené à bonne fin.

Nous le remercierons aussi de cette dernière année d'internat qui nous a été si profitable à tous les points de vue et dont nous garderons toujours le souvenir. Notre cher maître nous a toujours aidé de ses excellents conseils ; il n'a cessé de nous prodiguer les marques de la plus extrême bonté : il veut bien nous faire l'honneur d'accepter la présidence de cette thèse. Nous lui en sommes profondément reconnaissant, et nous le prions d'accepter l'hommage de tout notre dévouement.

Nous remercierons nos maîtres qui ont bien voulu nous prendre pour interne, de tout ce qu'ils nous ont appris et du grand intérêt qu'ils nous ont toujours porté. Nous remercierons M. Vidal de ses savantes leçons de dermatologie et de sa paternelle bonté pendant le temps trop court que nous avons passé avec lui ; M. Legroux, dont nous avons été successivement l'externe puis l'interne, de nous avoir initié aux difficultés de la clinique infantile ; M. Huchard, de nous avoir traité et de nous traiter encore, non en élève, mais en ami ; enfin

M. Bar de nous avoir appris l'obstétrique pendant six mois et de vouloir bien continuer à s'intéresser à notre avenir en nous confiant la direction de son laboratoire à l'hôpital St-Louis.

Nous avons été l'externe du professeur Brouardel et du professeur Le Dentu : nous les remercions de toute leur sympathie à notre égard et nous les prions d'agréer l'assurance de notre plus vive reconnaissance.

Nous n'oublierons jamais l'extrême bienveillance avec laquelle nous avons toujours été traité par MM. du Castel, Brault, M. Brocq, et M. Bonnaire qui nous ont toujours porté le plus grand intérêt.

Que MM. Léon Labbé, Moizard, Landouzy, Bazy, Routier, Comby, Chauffard, Josias, Renault, et H. Martin reçoivent ici nos plus sincères remerciements.

C'est M. Roux qui nous a appris tout ce que nous pouvons savoir en bactériologie. Qu'il nous permette de lui offrir tous nos remerciements pour tous les conseils qu'il nous a toujours prodigués et pour l'accueil toujours si aimable qui nous a été fait à l'Institut Pasteur.

Nous avons eu l'occasion de recevoir au début de l'année 1892, dans le service de notre maître, le professeur Dieulafoy, deux malades, tous deux gaveurs de pigeons, qui présentaient une affection pulmonaire à allures bizarres, ressemblant à la tuberculose ordinaire pulmonaire chronique, et s'en différenciant cependant par de grands détails : nous avons dès lors pensé que peut-être nos deux malades étaient atteints de cette forme de pseudo-tuberculose mycosique qu'avaient décrite au Congrès de Berlin de 1890, MM. Dieulafoy, Chantemesse et Widal, et ces deux malades ont été le point de départ de tout ce travail sur la pseudo-tuberculose aspergillaire.

Nous n'avons point voulu ici entreprendre l'étude de toutes les mycoses pathogènes pour l'homme ; nous limitons notre sujet à l'action pathogène viscérale de l'Aspergillus Fumigatus seul : nous ne nous occuperons donc point des autres variétés d'Aspergillus, ni des lésions produites sur l'appareil de l'audition par ce champignon, les otomycoses étant bien connues aujourd'hui. Qu'on nous permette en commençant de citer toute entière la remarquable communication de

MM. Dieulafoy, Chantemesse et Widal; c'est là que la première
fois en France la question de la pseudo-tuberculose aspergillaire se
trouve nettement posée, et c'est là que nous avons puisé tous les éléments de notre travail.

« Nous (1) avons suivi l'évolution d'une pseudo-tuberculose d'origine mycosique, sévissant sur les jeunes pigeons venus du Mâconnais
ou d'Italie et vendus sur les marchés de Paris. Parmi ces animaux, il
en est qui sont atteints d'une maladie de la bouche désignée vulgai-
rement du nom de chancre. Les auteurs s'accordent à considérer
cette lésion comme le produit de la diphtérie des pigeons, mais nous
avons reconnu qu'à côté de ces tumeurs buccales d'origine diphtéri-
tique, il existait d'autres tumeurs dues à la végétation d'un champignon. Les animaux atteints de cette mycose présentent des lésions
restant parfois localisées à la cavité buccale, mais qui, le plus souvent
se généralisent au poumon, au foie et plus rarement à l'œsophage, à
l'intestin, aux reins. La lésion, localisée au plancher buccal, prend la
forme d'un nodule blanchâtre d'apparence caséeuse, du volume d'un
pois à celui d'une petite noisette. Dans le poumon, elle affecte la
forme de granulations tuberculeuses typiques, représentées par des
tubercules miliaires, tantôt transparents, tantôt opaques, isolés, disséminés ou agglomérés en masses caséeuses, à la façon des tubercules
de Laënnec. Ces tumeurs ne renferment pas de bacilles de la tuberculose, mais contiennent à leur centre un mycélium de champignon. Les
cultures faites dans le laboratoire de M. le professeur Cornil, avec
l'aide de M. Fayod, nous ont montré que ce champignon présentait
tous les caractères de l'aspergillus fumigatus. Ses spores ne germent
pas au-dessous de 15 degrés, et son mycélium prospère surtout à une
température voisine de celle du corps humain. La culture du début
revêt une couleur verdâtre, qui bientôt vire à la teinte terreuse ou
grisâtre.

En inoculant des spores de l'aspergillus fumigatus ainsi cultivé à
des pigeons, nous avons obtenu expérimentalement, suivant la voie
d'inoculation et suivant la dose inoculée, une évolution plus ou moins
rapide des différentes lésions tuberculeuses qui se développent spontanément chez ces animaux. L'inoculation, pratiquée dans la veine

(1) DIEULAFOY, CHANTEMESSE et WIDAL. Une pseudo-tuberculose mycosique.
Congrès international de Berlin, août 1890. *Gaz. des hôpitaux*, 1890, p. 821.

axillaire du pigeon, amène la mort en trois ou quatre jours. Les lésions tuberculeuses portent alors principalement sur le foie qui est farci de granulations miliaires, moins grosses qu'une tête d'épingle ; le poumon ne contient que quelques granulations très petites et discrètes.

Injectées dans la trachée, les spores tuent les animaux en un temps plus long, variant de dix à vingt jours, suivant la dose. Les lésions sont alors prédominantes dans le poumon où les tubercules agglomérés peuvent simuler des blocs d'infiltration pneumonique ou former des masses caséeuses.

Les lésions histologiques, qui sont de tous points comparables à celles de la tuberculose bacillaire, sont particulièrement intéressantes à étudier dans les différentes formes de cette mycose. Sur une coupe du poumon, colorée par la méthode de W e i g e r t, on voit une grande quantité de nodules tuberculeux entourés, à leur périphérie de cellules géantes.

On peut suivre facilement l'évolution de ces nodules. Les plus jeunes sont formés par une agglomération de cellules leucocytiques ou épithélioïdes autour d'un ou de plusieurs rameaux mycéliques. Les granulations plus anciennes présentent à leur centre un feutrage de mycélium, dont les rameaux entrelacés se colorent mieux à la périphérie, au voisinage immédiat des cellules géantes. Dans certains cas, le tubercule est uniquement représenté par une très grande cellule à noyaux multiples, dont le protoplasma contient une ramification de mycélium, soit vivante et bien colorée, soit altérée dans sa structure, moniliforme, décolorée et comme en partie digérée par la phagocytose, pour dire le mot.

Les rameaux mycéliques apparaissent parfois disséminés et espacés au milieu d'une grande masse de cellules dites embryonnaires.

Quelques-uns de ces tubercules ont atteint l'évolution fibreuse ; le centre n'est plus représenté que par un protoplasma fibrillaire contenant de petits blocs bleuâtres, vestiges du champignon, ou même ne renfermant plus rien, comme si le tubercule avait détruit le parasite, preuve d'une guérison locale.

Autour de ces tubercules, l'infiltration leucocytique s'étend parfois jusque dans les alvéoles adjacentes, constituant ainsi des blocs de pneumonie, sillonnés de vaisseaux à volume variable.

Certains de ces vaisseaux sont remplis d'un coagulum de globules blancs, les autres sont dilatés et gorgés de globules rouges. Cette congestion sanguine péri-tuberculeuse est toujours très développée.

L'aspergillus peut végéter dans les canaux bronchiques et pousser ses prolongements jusqu'à la surface de la plèvre, qu'il recouvre alors d'une couche de moisissure.

Nous avons pu saisir, dans un cas, un des modes étiologiques de la maladie. Chez un de nos pigeons mort de tuberculose mycélique spontanée, nous avons trouvé dans une bronche une graine alimentaire formant le centre de l'infiltration tuberculeuse du poumon. Ce corps étranger avait évidemment servi de véhicule aux spores de l'aspergillus.

Il y a longtemps déjà que des moisissures ont été retrouvées dans les sacs aériens de certains animaux et surtout les oiseaux. Les premières observations, celles de O. C. Mayer notamment, remontent au commencement de ce siècle. En ces dernières années, Grawitz s'est attaché a démontrer les qualités infectieuses de certains aspergillus, en injectant leurs spores dans le système circulatoire du lapin et Lichtcim a prouvé que le rôle prépondérant revenait à l'aspergillus fumigatus.

La propriété de déterminer des lésions simulant macroscopiquement le tubercule avait été signalée par M. Bouchard en 1864 ; et M. Laulanié, en 1884, étudiant la pneumonie déterminée expérimentalement chez le lapin, par injection dans le sang de spores de l'aspergillus glaucus, décrivait des follicules développés dans l'intérieur des capillaires.

Aujourd'hui que la question des pseudo-tuberculoses est à l'ordre du jour, il nous a paru intéressant de démontrer qu'il existait une tuberculose mycosique aspergillaire, dont les diverses lésions histologiques sont calquées sur celles de la tuberculose commune. Cette maladie doit prendre rang à côté des pseudo-tuberculoses microbiennes signalées en ces derniers temps.

Cet aspergillus fumigatus possède des propriétés pathogènes envers un grand nombre d'espèces animales. Chez le canard, au cours d'une épizootie ayant sévi au Jardin d'acclimatation de Paris, M. Cornil a reconnu l'existence d'une tuberculose due à la végétation de ce champignon. Chez un singe auquel nous avions injecté quelques spores dans la trachée nous avons retrouvé dans les bronches une végétation mycélique.

L'aspergillus fumigatus étend jusqu'à l'espèce humaine ses propriétés pathogènes et le contact avec des animaux contaminés est susceptible de déterminer chez l'homme des pneumopathies particulières.

Il existe à Paris une classe d'individus exerçant la profession de gaveurs de pigeons. Chez eux, il est de notion vulgaire que le gavage occasionne à la longe une maladie chronique du poumon. Nous avons pour notre compte observé trois gaveurs atteints d'une pneumopathie, dont l'évolution est celle de tuberculose pulmonaire chronique. Elle est caractérisée par de l'essoufflement, de la toux, de l'expectoration purulente, de petites hémoptysies à répétition et parfois des manifestations pleurales. L'examen de la poitrine décèle des signes de bronchite et d'induration pulmonaire, en général localisée, se révélant par la faiblesse de la respiration et un peu de submatité. La température est relativement peu élevée et cependant les malades pâlissent, maigrissent et passent par des périodes d'aggravation et d'amélioration. Chez l'un d'eux nous suivons ces alternatives depuis plus de deux ans. Dans aucun cas nous n'avons constaté la présence de bacilles de Koch dans les crachats.

La similitude des symptômes présentés par ses trois hommes exerçant le même métier nous a fait rechercher si leur maladie ne relevait pas d'une même cause inhérente à leur profession.

Partant des faits cliniques nous avons été amenés à étudier la pseudo-tuberculose de pigeons, dont nous avons retracé l'histoire.

Les gaveurs attribuent leur maladie pulmonaire à leurs efforts d'expiration constants. Pour pratiquer le gavage, ils emplissent leur bouche d'un mélange d'eau et de graines, puis ouvrant le bec de l'animal, ils y appliquent leurs lèvres pour chasser par expiration une partie du mélange. Chaque homme, dans certains établissements, peut gaver ainsi quelques milliers de pigeons par jour.

Ce n'est pas à cette origine mécanique qu'il faut, suivant nous, attribuer leurs pneumopathies, mais vraisemblablement à l'aspergillus puisé soit à la surface des graines dont ils s'emplissent la bouche, soit au contact direct de la tumeur buccale des pigeons.

La preuve absolue du diagnostic en pareille matière ne peut être fournie que par une autopsie, mais l'examen microscopique et l'inoculation des crachats de nos malades, nous ont fourni des résultats remarquables. A plusieurs reprises, mais non régulièrement, nous avons remarqué dans l'expectoration sanguinolente la présence de petits filaments portant une ou deux ramifications que l'on pouvait considérer comme des fragments de mycélium. L'inoculation d'un crachat de malade à un pigeon a produit une fois une tuberculose mycosique due à l'aspergillus en voie de guérison et qui rendait une expectoration muco-purulente teintée de sang, l'ensemencement des crachats, sur des tubes de gélose mis à l'étuve, a fourni la culture d'une colonie du même aspergillus.

Ces faits sont à rapprocher de ceux où l'on a constaté chez l'homme la présence de l'aspergillus fumigatus.

Les maladies de l'oreille, causées par le développement de ce champignon et signalées pour la première fois par Meyer, en 1844, ont été depuis fréquemment observées, comme en témoigne le mémoire récent de Siebermann. L'aspergillus a été rencontré aussi dans les fosses nasales et sur la conjonctive. Mais les cas où l'on a pu le constater dans le poumon de l'homme intéressent plus particulièrement notre sujet. Pour ne citer que les faits les plus importants, nous signalerons les quatre cas observés par Virchow, en 1856, ceux de Friedreich de Würtzburg, de Dusch et Pagenstecher, le cas de Fürbringer dont le diagnostic en raison de l'examen des crachats, fut porté pendant la vie du malade et vérifié à l'autopsie, et enfin celui plus récent de Lichteim où l'aspergillus fumigatus fut nettement caractérisé.

Puisque des pneumopathies aspergilleuses ont été signalées chez l'homme, nous sommes en droit de soupçonner la même affection chez nos malades, en raison des qualités de leur expectoration et de leur contact prolongé avec des animaux ou avec des graines alimentaires contaminées par le même aspergillus.

Notre but, en présentant cette note, n'a donc pas été d'étudier seulement une pseudo-tuberculose mycosique intéressante au point de vue de l'anatomie pathologique, nous avons voulu aussi appeler l'attention des médecins et des hygiénistes sur une variété rare de pneumopathie, causée par la présence d'un champignon. »

Nous tenons aussi, au début de ce travail, à remercier tout particulièrement M. Chantemesse qui a bien voulu nous communiquer la plus grande partie de la bibliographie allemande; M. Troisier et notre ami Papillon qui nous ont adressé notre second malade; M. Bonnier qui a mis avec une extrême bienveillance son grand talent à notre disposition pour nos planches, et enfin notre ami Fernand Monod qni a bien voulu nous aider dans toutes nos expériences sur les animaux.

CHAPITRE I

Considérations générales sur les pseudo-tuberculoses.

En découvrant le bacille de la tuberculose en 1882, Koch avait mis fin à toutes les discussions qui s'étaient élevées au sujet de l'unité ou de la dualité de la tuberculose pulmonaire dans ses différentes formes chez l'homme ; le tubercule fut considéré désormais comme spécifique d'une lésion due à un bacille, le bacille de Koch. Cette opinion, en tant qu'opinion théorique et anatomique, ne devait pas longtemps durer, car un an après, MM. Malassez et Vignal publiaient leur mémoire sur la tuberculose zoogléique ; le tubercule perdit dès lors de sa spécificité, et d'autres affections que les pseudo-tuberculoses, furent reconnues comme dues à des tubercules, la lèpre et la morve par exemple, tout à fait indépendantes de la vraie tuberculose. Le tubercule se trouve considéré maintenant comme une lésion symptomatique créée par l'organisme pour se défendre des germes étrangers et pathogènes, et il n'est rien d'étonnant qu'on le rencontre dans les pseudo-tuberculoses : celles-ci d'ailleurs jusqu'à présent ne sont point très nombreuses, et on peut (1) les diviser en deux grandes classes, les pseudo-tuberculoses bactériennes et les pseudo-tuberculoses aspergillaires.

Les pseudo-tuberculoses bactériennes connues jusqu'à ce jour peuvent être résumées en la seule tuberculose zoogléique de Malassez et Vignal, comme l'ont bien démontré MM. Grancher et Ledoux-Lebard (2). Cette pseudo-tuberculose rencontrée d'abord chez le cobaye est peut-être un des exemples les plus nets du pléomorphisme des bactéries, parce que tous les auteurs qui, depuis 1883, ont abordé

(1) BRÜHL. Des pseudo-tuberculoses parasitaires. *Arch. gén. de médecine,* janvier 1891.

(2) *Archives de médecine exprimentale,* mars 1889 et septembre 1890.

l'étude de la pseudo-tuberculose bactérienne, Nocard, Eberth, Manfredi, Chantemesse, Charrin et Roger, Courmont, Grancher et Ledoux-Lebard, ont vu que l'on pouvait toujours, quelle que soit la forme primitive de l'agent pathogène trouvé, revenir à la forme zoogléique décrite primitivement par Malassez et Vignal. Les lésions macroscopiques ne paraissent en rien différer de celles de la tuberculose vulgaire et présentent comme celle-ci un nodule qui de dur devient caséeux pour se vider ensuite : au point de vue histologique on trouve des cellules épithéliales et parfois des cellules géantes ; la seule différence que l'on constate avec la tuberculose, c'est la rapidité plus grande avec laquelle sont frappés les points atteints, devenant souvent caséeux, mais pouvant subir une transformation puriforme, et dans ces cas il n'est pas rare de trouver au centre des nodules une colonie de zooglées.

Ces zooglées facilement cultivables sur les divers milieux sont formées de la réunion de petits bacilles de 1 μ de long et 0,3 à 0,5 μ de large, à extrémités arrondies, immobilisés les uns contre les autres : le pléomorphisme de ces agents pathogènes, constaté par les auteurs dans les tissus a pu être reproduit expérimentalement par MM. Charrin et Roger, en modifiant les conditions chimiques des bouillons de culture.

Tout autre est la pseudo-tuberculose aspergillaire dont nous allons nous occuper dans ce travail : elle est produite non par une bactérie, mais par un champignon, l'Aspergillus Fumigatus et se présente simultanément chez l'homme et chez les animaux : voyons d'abord l'historique de la question.

CHAPITRE II

Historique de la pseudo-tuberculose aspergillaire.

Dans ses archives d'anatomie pathologique Virchow (1) relate plusieurs observations de découverte de champignons chez les animaux et chez l'homme : A. C. Mayer décrit, en 1815, la présence d'un champignon dans les sacs aériens et les ramifications bronchiques d'un casse-noix; Jäger fit la même observation sur deux cygnes, Hensinger (1821) sur la cigogne, Theile (1827) sur un corbeau, Owen (1846) sur un canard eider, Serrurier et Rousseau sur un poulet et un pigeon : Müller et Retzius, Rayer et Montagne Spring, Robin constatèrent le même fait sur d'autres oiseaux, tels que perroquet, bouvreuil, oie et faisan. Ce n'est qu'en 1842 que paraît la première observation chez l'homme, celle de Benett, qui le premier trouva des champignons dans les crachats et dans les cavernes d'un phtisique. D'autres faits furent publiés à cette époque : Rayer (1842) rapporte un cas de moisissures développées dans la plèvre d'un phtisique atteint de pneumothorax. Remak (1845) trouve des fragments de mycélium dans l'expectoration de pneumoniques.

Le premier cas de pneumopathie due à un aspergillus est rapporté par Pluyter (1847); il s'agit d'une femme morte d'une affection du poumon dans une caverne duquel Baunn, Litzman et Eichtedt trouvèrent un mycélium et des spores noirâtres. Un cas semblable fut observé à la même époque par Rüchenmeister dans une autopsie d'un cancer pulmonaire. Enfin Virchow lui-même, dès 1851 a pu observer 4 cas de pneumopathie aspergillaire chez des malades ayant succombé à un cancer de l'estomac, à de la dysenterie et à la tuberculose pulmonaire : dans tous ces cas il s'agissait d'Aspergillus.

(1) Virchow's *Archiv. für path. Anat.*, vol. IX, p. 557, 1856.

Cohnheim (1865) (1) à l'autopsie d'un malade mort de septicémie trouve dans la scissure interlobulaire du premier lobe droit un tubercule gros comme une noisette, parsemé de taches et de lignes gris jaunâtre et qui s'est montré au microscope composé par un feutrage dû à un mycélium qui pénétrait jusque dans les alvéoles pulmonaires.

Dusch et Pagenstecher d'Heidelberg (2) rapportent aussi un cas de tuberculose pulmonaire terminée par la mort, et dans une caverne ils ont trouvé une petite touffe verdâtre due à un champignon qui paraît être un Aspergillus.

Friedreich (3) de Würtzburg publie à la même époque un cas à peu près semblable ; à l'autopsie on trouva dans une caverne des moisissures qui ont semblé être de l'Aspergillus.

Une même observation est rapportée en 1876 par Fürbringer (4), il s'agit d'un champignon vert brun rencontré dans une caverne d'un homme mort de tuberculose diabétique.

Avec Grawitz (5) et Lichteim (6) commence l'étude expérimentale sur les champignons pathogènes ; ce dernier surtout étudie l'Aspergillus Fumigatus qu'il rencontra dans les foyers d'apoplexie pulmonaire d'une cardiaque morte à la suite d'embolie, et dans le canal auditif d'une malade.

En 1884, Laulanié (7) publie un intéressant travail sur les lésions produites par l'infection aspergillaire expérimentale.

La même année, Roeckl (8) trouve sur une vache morte avec des symptômes de pleuro-pneumonie des disséminations miliaires dans les poumons formées de petits grains jaune clair contenant un champignon qui avait toutes les apparences de l'Aspergillus Fumigatus.

(1) COHNHEIM. *Virchow's Archiv.*, 1865, t. XXIII, p. 167.

(2) DUSCH und PAGENSTECHER. *Virchow's Archiv.*, vol. XI, p. 561.

(3) FRIEDREICH. Sur un cas de pneumo-mycose aspergillaire. *Virchow's Archiv.*, 1856, t. X, p. 510.

(4) FURBRINGER. *Virchow's Archiv.*, 1876, vol. LXVI.

(5) GRAWITZ. *Virchow's Archiv.*, vol. LXXXI, p. 335. *Berlin klin. Wochensch*, 1882, n° 11.

(6) LICHTEIM. Ueber pathogener Schimmelpilze. Die aspergillus mycosen. *Berl. klin. Woch.*, 1882, n°s 9, 10.

(7) LAULANIÉ. *Arch. de physiol.*, 1884.

(8) ROECKL, Pneumomycosis. *Zeitschr. f. Thiermed.*, 1884.

Puis W. Osler (1) trouve dans les crachats d'une malade, du mycélium et des spores qui offraient la plus grande ressemblance avec l'Aspergillus Fumigatus.

C'est également ce champignon qui a été retrouvé par Popoff (2) chez une malade qui présentait tous les signes de la tuberculose, mais dont les crachats ne contenaient pas de bacilles.

En 1887, Ribbert (3) publie un important travail sur les champignons pathogènes au point de vue expérimental et s'occupe surtout de l'Aspergillus Flavescens, de l'Aspergillus Fumigatus et des Mucorinées : c'est le grand travail paru jusqu'à présent sur la question, à cause des nombreuses expériences qu'il fit sur les animaux.

En 1890, MM. Dieulafoy, Chantemesse et Widal publièrent 3 observations de gaveurs de pigeons atteints de pseudo-tuberculose aspergillaire, donnèrent les premiers une description complète de l'affection, au point de vue clinique, anatomique et étiologique : ces résultats furent confirmés par M. Potain (4) qui eut l'occasion d'observer en 1891 un gaveur de pigeons dans son service.

Dubreuilh (5), la même année, fit paraître une revue générale sur toutes les moisissures pathogènes de l'homme et résume tous les travaux parus jusqu'alors sur l'Aspergillus Fumigatus.

Enfin, en octobre 1892, au moment où notre travail était achevé, une importante observation de pseudo-tuberculose aspergillaire est rapportée par Rubert Boyce (6) : le diagnostic n'avait point été fait pendant la vie ; mais les lésions sont décrites avec le plus grand soin, et nous rapporterons tout entier cet intéressant travail.

(1) OSLER. Aspergillus from the Lung. *Transactions of the patholog. Soc. of Philadelphie*, t. XII.

(2) POPOFF. Ein Fall von mycosis aspergillina broncho-pneumonica, Varsovie (1887). *Baumgarten Jahresb.*, III, p. 316.

(3) RIBBERT. *Der untergang pathogenes Schimmelpilze im Körper*, Bonn., 1887.

(4) POTAIN. *Union médicale*, 1891, n° 38, p. 449.

(5) W. DUBREUILH. Les moisissures pathogènes de l'homme. *Archives de médecine expérimentale*, 1891, p. 428 et 566.

(6) RUBERT BOYCE. Remarque sur un cas de pneumomycose aspergillaire. *The journal of Pathology and Bactériology.* Lond., octobre 1892, p. 165.

CHAPITRE III

Technique et marche suivies dans ce travail.

Tel était pour nous l'état de la question de la pseudo-tuberculose
aspergillaire quand nous avons eu l'occasion de recevoir, en mars et
avril 1892, dans notre service, deux gaveurs de pigeons ; l'étude de ces
deux malades, dont l'un avait déjà passé quelque temps chez le professeur Potain, nous a permis de reprendre complètement l'histoire de
cette maladie, et c'est le résultat de nos recherches que nous allons
exposer maintenant : nous allons indiquer quelle marche nous avons
suivie dans ce travail, et comment nous avons cherché à élucider
chacun des points que nous avons pu avoir à examiner : nous allons
donc indiquer pour ainsi dire la technique que nous avons suivie, nous
réservant ensuite de faire la description complète de ce que nous connaissons actuellement sur ce sujet, et de ce que nous avons pu ajouter
aux travaux antérieurs.

L'examen de nos deux malades nous ayant révélé au point de vue
clinique tous les signes que MM. Dieulafoy, Chantemesse et
Widal, ainsi que M. Potain avaient si nettement indiqués, nous
avons d'abord essayé de trouver et d'isoler dans les crachats de nos
malades l'Aspergillus Fumigatus, tout en voyant s'il était possible
d'y trouver le bacille de Koch.

L'examen répété 20 fois pour chaque malade à des jours différents,
des crachats par la fuchsine de Ziehl et la double coloration par le
bleu de Loeffler ne nous a jamais montré de bacilles chez le premier malade (salle Vernois, n° 3, obs. III), tandis qu'il nous a permis
d'en rencontrer deux fois sur 20 examens chez le second (salle Vernois,
n° 16, obs. IV) ; nous verrons plus tard de quelle importance était
pour nous ce résultat.

Nous avons ensuite cherché l'Aspergillus dans les crachats, et sur les 20 examens de chaque malade nous avons rencontré 12 fois chez le premier malade et 10 fois chez le second malade, en colorant les crachats desséchés sur une lamelle par une solution aqueuse faible de safranine, des fragments de mycélium et 8 fois chez chaque malade ces fragments de mycélium avec des spores disséminées çà et là dans le crachat.

Etant ainsi absolument convaincu que ces crachats contenaient un champignon, nous nous sommes efforcé de l'isoler pour être bien sûr que ce champignon était bien l'agent pathogène cherché, l'Aspergillus Fumigatus : pour cela nous avons ensemencé les crachats rendus depuis peu par les malades sur des tubes de gélose, comme nous l'avions lu dans l'observation de M. Potain. Cet examen des crachats sur tubes de gélose ordinaire mis à l'étuve à 37°, a été fait par nous du 16 mars au 10 avril 1892, pour le premier de nos malades, c'est-à-dire pendant 26 jours, et nous avons ainsi ensemencé 42 tubes de gélose et toujours sans résultat : nous avions toujours au bout de 2 à 3 jours de superbes cultures de staphylocoques blancs et dorés et de streptocoques, mais jamais nous n'avons pu voir pousser une culture d'Aspergillus ; une de nos cultures le 29 mars seulement nous a donné un champignon ayant pris naissance entre deux colonies de streptocoques, et cultivé ensuite sur gélose glycérinée glycosée, nous avons vu qu'il ne s'agissait que d'un Mucor. L'insuccès de nos recherches tenait à ce que nous nous étions servi d'un milieu légèrement neutre qui facilitait la culture des microbes banals, et qui rendait impossible dès le début celle de l'Aspergillus Fumigatus ; des cultures sur bouillon répétées 15 fois ne nous avaient pas donné d'ailleurs de meilleurs résultats.

C'est alors que nous eûmes l'idée d'employer dans nos recherches un milieu favorable au développement des champignons, et réfractaire à celui des staphylocoques et des streptocoques que l'on rencontre si souvent dans les crachats ; nous avons abandonné les milieux légèrement alcalins pour employer les milieux acides, et parmi ces milieux nous avons de préférence employé le liquide de Raulin, dont ce botaniste s'était servi pour cultiver l'Aspergillus Niger, liquide acide, composé seulement d'éléments minéraux. Nous avons réparti le liquide de Raulin dans des tubes que nous avons stérilisés ensuite à l'autoclave à 115° ; le premier tube ensemencé le 30 avril donnait 36 heures après une culture blanchâtre à la surface du liquide, culture composée manifestement de mycélium, qui en 48 heures donnait des spores et présentait une teinte vert bleuâtre tendre, puis vert foncé un peu sale, et qui au bout de 4 jours prenait une teinte brunâtre de noir de fumée, qui pouvait bien faire penser qu'il s'agissait d'Aspergillus Fumigatus. Ces cultures sur liquide de Raulin devenaient pour nous le moyen de séparation des champignons d'avec les autres microbes et nous les avons toujours employées dans la suite. Nous avons ainsi fait dans le mois d'avril 42 ensemencements pour le premier malade et 42 pour le second ; dans le mois de juillet nous avons fait de nouveau 9 ensemencements pour le second malade, et nous avons ainsi obtenu le résultat suivant: pour le premier malade sur 42 ensemencements, on a trouvé 18 fois l'Aspergillus Fumigatus, 3 fois de l'Aspergillus Glaucus, 2 fois de l'Aspergillus Flavescens et 2 fois de l'Aspergillus Niger : pour le second malade nous avons, sur 51 ensemencements, trouvé 27 fois l'Aspergillus Fumigatus, 2 fois de l'Aspergillus Glaucus, 2 fois de l'Aspergillus Niger, et 2 fois du bacillus subtilis ; dans tous les autres cas les cultures n'ont rien donné. On voit donc que nous avons pu ainsi isoler l'Aspergillus Fumigatus une fois sur deux dans les crachats des malades.

Cet Aspergillus que nous étions ainsi parvenu à séparer était-il bien l'Aspergillus Fumigatus ? Pour résoudre la question nous nous sommes procuré deux échantillons d'Aspergillus Fumigatus authentique, l'un venant du laboratoire de M. Roux, à l'Institut Pasteur, l'autre venant du laboratoire de MM. Chantemesse et Widal, et nous nous sommes mis à étudier parallèlement l'aspect de ces différents Aspergillus sur les divers milieux : sur liquide de Raulin, sur moût de bière, sur gélose faite avec du moût de bière, sur gélose ordinaire, sur gélatine, sur pain humide, sur pomme de terre, nous avons pu constater la similitude absolue des quatre variétés des champignons que nous cultivions et qui présentaient des caractères sur lesquels nous reviendrons plus loin quand nous ferons l'histoire de l'Aspergillus Fumigatus.

Pour conclure à l'identité des quatre espèces, il fallait encore aller plus loin, et comparer leur action pathogène sur les animaux ; nous avons pour cela entrepris une série d'expériences sur les pigeons et sur les lapins, et nous allons en indiquer le résultat. Nous nous servions de cultures d'Aspergillus faites sur gélose au moût de bière et laissées trois jours à l'étuve, les spores avaient eu ainsi le temps de bien se développer ; on prenait ces spores avec un fil de platine dans les tubes ainsi préparés et on en faisait une émulsion dans des tubes de bouillon jusqu'à ce que le liquide devienne suffisamment trouble : on prélevait 1 centimètre cube et demi de cette solution avec une seringue de Roux stérilisée et on faisait l'injection pour les pigeons dans la veine axillaire et pour les lapins dans les veines de l'oreille. Quatre pigeons et quatre lapins ont été ainsi successivement traités.

PIGEON I

Inoculé dans la veine axillaire droite avec 1 centim. cube 1/2 d'une émulsion dans du bouillon de spores d'Aspergillus venant du malade de la salle Vernois, n° 3, le 23 avril 1892.

Le pigeon meurt le 26 avril, 3 jours après l'inoculation ; à l'autopsie on trouve le foie volumineux, semé de petits tubercules miliaires à peine gros comme une tête d'épingle, les poumons en apparence sains, ainsi que les autres organes.

Une partie du foie ensemencée aseptiquement, et à l'abri du contact de l'air, donne 3 jours après, le 29 avril, une culture verdâtre foncé de champignon.

PIGEON II

Inoculé dans la veine axillaire gauche avec 1 centim. cube 1/2 d'une émulsion dans du bouillon de spores d'Aspergillus, venant du malade de la salle Vernois, n° 16, le 23 avril 1892.

Le pigeon meurt le 27 avril à 7 heures du matin ; à l'autopsie on trouve le foie volumineux, parsemé et farci de tubercules miliaires, ayant un aspect légèrement verdâtre ; les poumons paraissent sains ; la rate un peu augmentée de volume est également farcie de tubercules miliaires, rien d'apparent dans les autres organes.

Un fragment de foie, pris aseptiquement, et à l'abri des poussières de l'air, cultivé dans du liquide de Raulin mis à l'étuve à 37°, donne le 1er mai une culture de champignon verdâtre foncé.

PIGEON III

Inoculé de la même façon que les deux autres avec 1 centim. cube 1/2 de bouillon contenant une émulsion de spores d'Aspergillus venant du laboratoire de M. Roux, le 23 avril 1892.

Le pigeon meurt le 26 avril ; l'autopsie fait reconnaître un foie volumineux parsemé de tubercules miliaires, une rate exempte de tubercules et des poumons en apparence sains.

Un fragment de poumon, pris aseptiquement, et à l'abri de l'air, cultivé dans du liquide de Raulin à l'étuve à 37°, donne le 30 avril une culture verdâtre foncé de champignon.

Pigeon IV

Inoculé également dans la veine axillaire avec 1 centim. cube 1/2 de bouillon contenant des spores d'Aspergillus venant du laboratoire de MM. Chantemesse et Widal, le 23 avril 1892.

Le pigeon meurt le 27 avril, et à l'autopsie on trouve, sans autres lésions apparentes, un foie volumineux, rouge, parsemé d'une multitude de tubercules miliaires.

La culture d'un morceau de ce foie donne 3 jours après sur liquide Raulin un bel aspect de champignon vert foncé.

Lapin I

Lapin mâle du poids de 2,250 grammes, inoculé le 4 mai 1892, avec 2 centim. cubes d'une émulsion dans du bouillon de spores d'Aspergillus venant du malade de la salle Vernois, n° 16.

Le lapin meurt le 10 mai, ne pesant plus que 1,950 grammes : à l'autopsie on trouve le foie volumineux, parsemé de granulations beaucoup plus fines que celles trouvées chez les pigeons, des ganglions mésentériques augmentés de volume, la rate normale, les reins parsemés de quelques tubercules très apparents, gros comme des grains de millet, les poumons et les autres organes sains en apparence.

On ensemence dans le liquide de Raulin des fragments de foie, de rein, et un ganglion mésentérique : tous, à l'exception de ce dernier, donnent en 3 jours, une culture de champignon caractéristique.

Lapin II

Lapin femelle du poids de 2,100 grammes, inoculé le 4 mai 1892, avec 2 centim. cubes d'une émulsion dans du bouillon de spores d'Aspergillus venant du malade de la salle Vernois, n° 3.

Le lapin meurt le 12 mai, ne pesant plus que 1,900 grammes ; à l'autopsie le foie augmenté de volume paraît sain, les ganglions mésentériques sont normaux, les poumons ne présentent pas de tubercules, mais les reins en contiennent quelques-uns assez gros ; rien d'apparent dans les autres organes.

L'ensemencement dans du liquide de Raulin de morceaux de poumon, de foie et de rein, donne en 4 jours une culture pour les fragments de foie et de rein : la culture du poumon reste stérile.

Lapin III

Lapin femelle du poids de 2,400 grammes ; inoculé le 4 mai avec 2 centim. cubes d'une émulsion dans du bouillon de spores d'Aspergillus venant du laboratoire de M. Roux.

Le lapin meurt le 11 mai, ne pesant plus que 2,200 grammes : à l'autopsie on trouve la vessie assez distendue et une abondante quantité de liquide dans le péritoine, qui est rouge et distendu ; il y a manifestement de la péritonite. Le foie présente quelques petits tubercules à peine visibles à l'œil nu ; les reins sont au contraire parsemés de tubercules plus volumineux. Les poumons, la rate et les autres organes paraissent sains.

L'urine retirée aseptiquement de la vessie est cultivée dans le liquide de Raulin, ainsi que le liquide péritonéal ; mais ces cultures restent sans résultat : au contraire celles du poumon, du foie et du rein donnent au bout de 4 jours une culture d'Aspergillus vert foncé.

Lapin IV

Lapin mâle du poids de 1,940 grammes ; inoculé le 5 mai avec 2 centim. cubes d'une émulsion dans du bouillon de spores d'Aspergillus venant du laboratoire de MM. Chantemesse et Widal.

Le lapin meurt le 12 mai, ne pesant plus que 1,900 grammes ; à l'autopsie le foie est volumineux sans tubercules appréciables, les reins présentent quelques gros tubercules à leur surface ; la rate, les poumons et les autres organes paraissent sains.

Les cultures dans le liquide de Raulin de fragments de foie et de rein donnent une culture d'Aspergillus vert foncé en 4 jours, celles du poumon restent stériles.

Ces expériences nous prouvèrent de la façon la plus nette que l'identité de forme et d'aspect sur les milieux de l'Aspergillus venant de nos deux malades et de celui de MM. Chantemesse, Widal et Roux était une même identité de nature, puisque notre champignon tuait en 3 à 4 jours les pigeons et les lapins en 6 à 8 jours, tout comme les champignons témoins, et que c'était bien à leur action pathogène qu'avaient succombé ces animaux, puisque nous retrouvions le parasite dans leurs organes : l'identité avec l'Aspergillus Fumigatus se trouvait ainsi être complète, et c'était bien à cet agent pathogène que nous avions affaire.

Une autre question immédiatement se posait : cet Aspergillus Fumigatus se rencontrait-il spécialement dans les crachats de nos deux malades, ou bien pouvait-on le trouver chez tous les individus atteints d'affections chroniques des voies respiratoires, tuberculose pulmonaire ou bronchite chronique? Sa présence n'était-elle pas due à une cause fortuite, à une contamination étrangère, par l'air de nos salles ou celui du laboratoire dans lequel s'effectuaient nos recherches? Nous avons tenu à élucider tous ces points et pour cela nous avons fait un grand nombre d'ensemencements de crachats de tuberculeux avérés d'abord, des poussières des salles et du laboratoire ensuite. Voici quels en ont été les résultats : sur 64 ensemencements de crachats faits dans notre salle d'hommes en avril et juillet et pris chez des tuberculeux avancés, pas une seule fois nous n'avons obtenu l'Aspergillus Fumigatus ; nous avons rencontré 11 fois l'Aspergillus Niger, 8 fois le bacillus subtilis, 6 fois l'Aspergillus Glaucus, 3 fois l'Aspergillus Flavescens et dans 37 cas les résultats ont été négatifs. Sur 36 ensemencements faits à la même époque dans la salle des femmes, nous avons trouvé 5 fois l'Aspergillus Niger, 4 fois le bacillus subtilis et 2 fois l'Aspergillus Flavescens ; dans 25 cas les résultats ont été négatifs. Nous avons donc fait 100 ensemencements de crachats de tuberculeux sans rencontrer une seule fois l'Aspergillus Fumigatus. Il en a été de même de l'examen des poussières de nos salles et de notre laboratoire : en juillet, nous avons laissé débouchés 10 tubes de liquide de Raulin dans notre salle d'hommes et 10 dans notre salle des femmes, en les laissant recueillir pendant 3 à 4 jours les poussières de ces salles, et leur culture nous a donné une fois de l'Aspergillus Niger dans la salle des hommes, et une fois du bacillus subtilis, et une fois de l'Aspergillus Flavescens dans la salle des femmes ; les autres résultats ont été absolument négatifs. Bien plus, nous avons examiné deux fois des poussières de notre salle d'hommes et accumulées depuis de longues années sur une poutre : nous n'avons dans ces deux cas obtenu que de l'Aspergillus Glaucus et de l'Aspergillus Niger. Enfin 4 tubes débouchés dans notre laboratoire pendant 8 jours et 4 autres tubes ensemencés avec des poussières résultant du balayage ne nous ont donné qu'une fois une culture, celle d'Aspergillus Flavescens.

Il nous a semblé dès lors que l'on pouvait admettre que les crachats de nos malades seuls contenaient l'Aspergillus Fumigatus, et que cet agent pathogène devait certainement jouer un rôle dans leur affection ; mais cet agent était-il le seul en jeu, n'y avait-il point autre chose, nos malades ne pouvaient-ils point être atteints de tuberculose de Koch, fait que nous ne pouvions élucider, leur maladie ne les menaçant point d'une issue fatale, et aucune autopsie antérieure n'étant venue en donner la confirmation. Chez les 3 gaveurs de pigeons dont l'observation est rapportée par MM. Dieulafoy, Chantemesse et Widal, il n'existait point de bacilles dans les crachats, malgré les examens souvent répétés, et chez le premier de nos malades, celui de la salle Vernois, n° 3, cet examen avait été également négatif ; chez notre second malade, celui du n° 16, deux fois sur 20 examens nous avons trouvé du bacille de Koch, en très petite quantité il faut le dire ; s'agissait-il d'une tuberculose pulmonaire concomitante, ou au contraire de quelques bacilles déposés par les poussières de l'air sur les crachats ?

Pour élucider cette question de la tuberculose chez nos deux malades, question qui nous intriguait beaucoup, nous avons eu recours au moyen scientifique qui jusqu'à présent paraît le mieux réussir dans les cas douteux, nous nous sommes adressé à l'inoculation au cobaye, et nous avons successivement inoculé des crachats de chaque malade à une série de 4 cobayes mis dans une même cage préalablement désinfectée, et avec, dans chaque cage, un cobaye témoin ; nous allons rapporter les résultats ainsi obtenus, parce qu'ils nous paraissent du plus haut intérêt.

COBAYE I

Cobaye mâle du poids de 450 grammes, inoculé le 25 avril 1892 dans le péritoine avec deux centim. cubes de bouillon contenant des crachats du malade de la salle Vernois, n° 3.

Le cobaye dépérit rapidement, on sent des ganglions dans les régions inguinales bien apparents au bout de 3 semaines et il meurt le 27 mai, un mois après l'inoculation, ne pesant plus que 350 grammes.

A l'autopsie on trouve une rate volumineuse, complètement farcie de tubercules, un foie gros avec quelques rares tubercules, des poumons contenant aussi quelques tubercules, et enfin des ganglions inguinaux caséeux et des ganglions mésentériques très volumineux.

Trois cultures de fragments de rate ont été faites sur liquide de Raulin, et après vingt jours de séjour à l'étuve à 37°, elles étaient restées stériles ; il ne s'est point développé d'Aspergillus.

Un fragment de rate broyé et réduit en pulpe a servi à faire des préparations colorées à la fuchsine de Ziehl et au bleu de Lœffler, il a été possible de constater nettement la présence du bacille de Koch dans la pulpe splénique.

COBAYE II

Cobaye mâle du poids de 430 grammes, inoculé le 26 avril 1892, dans le péritoine, avec 2 centim. cubes de bouillon contenant des crachats du malade de la salle Vernois n° 3.

L'animal meurt le 25 juin, au bout de deux mois, ayant subi une émaciation progressive et ne pesant plus que 360 grammes.

A l'autopsie on trouve la rate, les poumons et le foie farcis complètement de tubercules; quelques ganglions mésentériques augmentés de volume, dont plusieurs caséeux.

Des cultures de fragments de rate, de ganglions, de poumon et de foie, faites sur liquide de Raulin, restent stériles après 20 jours de séjour à l'étuve à 37°.

L'examen de la pulpe splénique fait reconnaître par le procédé déjà indiqué la présence du bacille de Koch.

COBAYE III

Cobaye femelle du poids de 375 grammes, inoculé le 27 avril 1892, dans le péritoine, avec 2 centim. cubes de bouillon contenant des crachats du malade de la salle Vernois n° 3.

Le cobaye meurt le 14 juillet, au bout de deux mois et demi, très amaigri, ne pesant plus que 320 grammes.

A l'autopsie, on trouve une cuillerée à bouche à peu près de liquide dans le péritoine, des ganglions mésentériques et inguinaux caséeux, un foie énorme avec des tubercules disséminés sur sa surface, des poumons tuberculeux et une rate véritablement énorme, farcie de tubercules en nombre considérable et mesurant à peu près 6 centim. de longueur.

Des cultures de rate, de foie, de poumon, et de matière caséeuse des ganglions sont restées stériles après 20 jours de séjour à l'étuve à 37°.

L'examen de la pulpe splénique a fait reconnaître la présence du bacille de Koch.

COBAYE IV

Cobays mâle du poids de 480 grammes, inoculé le 29 avril 1892, dans le péritoine, avec 2 centim. cubes de bouillon contenant des crachats du malade de la salle Vernois n° 3.

Le cobaye est tué le 26 juillet 1892 par chloroforme ; il ne pèse plus que 370 grammes, au bout de 3 mois.

A l'autopsie, le foie volumineux, ne contient pas de tubercules. On trouve des tubercules dans la rate qui est assez augmentée de volume et dans le poumon droit 3 à 4 tubercules à sa base. Il n'y a pas d'engorgement ganglionnaire.

Des cultures sur liquide de Raulin de fragments de la rate, du foie et du poumon restent stériles après 20 jours de séjour à l'étuve à 37°.

De la pulpe splénique contient des bacilles de Koch.

Cobaye V

Cobaye témoin, mis dans la même cage que les 4 autres.

Cobaye mâle pesant, le 28 avril 1892, 400 gr. Le cobaye est encore vivant le 10 septembre ; son poids à cette époque est de 650 gr. Tué par le chloroforme le 12 septembre, il ne présente dans ses organes aucune trace de tubercules. Il est donc resté indemne de toute lésion tuberculeuse après 4 mois 1/2.

Cobaye VI

Cobaye femelle du poids de 390 gr., inoculé le 27 avril 1892, dans le péritoine, avec 2 centim, cubes de bouillon contenant des crachats du malade de la salle Vernois, n° 16.

Le cobaye, considérablement amaigri, et ne pesant plus que 300 gr., meurt le 2 juin 1892, au bout de 1 mois 1/2.

A l'autopsie, on trouve un abcès caséeux de la paroi au point d'inoculation ; deux ganglions de l'aine gauche caséeux. La rate est énorme, parsemée de tubercules. Le foie, très volumineux, est farci de tubercules. Les poumons contiennent de nombreux tubercules.

Des cultures des organes tuberculeux sur liquide de Raulin restent stériles après 10 jours de séjour à l'étuve à 37°.

De la pulpe splénique contient des bacilles de Koch.

Cobaye VII

Cobaye femelle, du poids de 430 gr., inoculé le 29 avril 1892, dans le péritoine, avec 2 centim. cubes de bouillon contenant des crachats du malade de la salle Vernois, n° 16.

Le cobaye, amaigri, ne pesant plus que 370 grammes, est tué par chloroforme le 26 juillet 1892, au bout de 3 mois.

A l'autopsie, on ne note pas d'hypertrophie ganglionnaire, mais une rate grosse, parsemée de tubercules miliaires, un foie gros sans tubercules et des poumons contenant quelques tubercules disséminés.

Des cultures de rate, de foie et de poumon sont restées stériles après 20 jours de séjour à l'étuve dans le liquide de Raulin.

On trouve des bacilles de Koch dans la pulpe splénique.

Cobaye VIII

Cobaye mâle, du poids de 500 grammes, inoculé dans le péritoine le 29 avril 1892, avec 2 centim. cubes de bouillon contenant des crachats du malade de la salle Vernois, n° 16.

Le cobaye, ne pesant plus que 400 grammes, est tué par le chloroforme le 26 juillet 1892.

A l'autopsie on trouve la plupart des ganglions de l'aisselle et de l'aine gros et caséeux. Le foie augmenté de volume ne présente pas de tubercules à sa surface. La rate, augmentée notablement de volume et parsemée de tubercules. Les deux poumons sont farcis de tubercules. On trouve des tubercules dans la partie moyenne de l'intestin grêle et sur le mésentère. Il existe enfin de la tuberculose de la face postérieure du sternum avec abcès froid dans le médiastin antérieur.

Des cultures de la rate, des poumons, du pus de l'abcès froid. du médiastin, sur le liquide de Raulin restent stériles après 20 jours de séjour à l'étuve à 37°.

La pulpe splénique contient des bacilles de Koch.

Cobaye IX

Cobaye mâle, du poids de 440 grammes, inoculé dans le péritoine le 27 avril 1892 avec 2 cent. cubes de bouillon contenant des crachats du malade de la salle Vernois, n° 16.

Le cobaye, amaigri, ne pesant plus que 390 grammes, est tué par le chloroforme le 26 juillet 1892, au bout de trois mois.

A l'autopsie, on trouve dans l'aine droite un abcès froid formé aux dépens d'un ganglion. Le foie, très gros, friable, contient à sa surface quelques tubercules. Il existe des tubercules aux bases des poumons, dans le mésentère et sur la rate, qui est très notablement augmentée de volume.

Aucun résultat au bout de 20 jours de culture sur liquide de Raulin de morceaux de rate, de foie et de poumon.

La pulpe splénique contient des bacilles de Koch.

Cobaye X

Cobaye témoin, mis dans la même cage que les 4 derniers, cobaye femelle du poids de 450 grammes, pesant le 12 septembre 620 grammes ; il est tué par le chloroforme à cette époque et ses organes ne présentent pas trace de tubercules. Il est donc resté indemne après 4 mois 1/2.

Voici donc une série de hut cobayes qui, morts spontanément ou sacrifiés au bout de 3 mois, sont tuberculeux du bacille de Koch, tandis que leurs organes ne présentent aucune trace de tuberculose aspergillaire, puisque les cultures faites pour la recherche de l'Aspergillus sont toutes restées stériles. De plus, les cobayes témoins sacrifiés beaucoup plus tard, au bout de 4 mois 1/2 seulement, n'étaient point tuberculeux. La tuberculose de Koch présentée par ces huit cobayes ne pouvait provenir que des malades eux-mêmes, et il fallait bien admettre qu'en plus des lésions dues à l'Aspergillus Fumigatus que la présence de ce dernier dans leurs crachats rendait probable, ils devaient certainement être atteints de tuberculose vulgaire. Il s'agissait donc chez ces deux malades d'une tuberculose mixte, due à des agents pathogènes différents, dont l'un avait préparé le terrain à l'autre.

Cette tuberculose mixte, il fallait la reproduire chez les animaux et c'est à cela qu'ont été consacrées nos dernières expériences, que nous relaterons plus loin, quand nous parlerons de la nature intime et des lésions de la pseudo-tuberculose aspergillaire.

CHAPITRE IV

Étiologie et pathogénie.

La cause essentielle de la pseudo-tuberculose aspergillaire étant la présence chez l'homme de l'Aspergillus Fumigatus, étudions ce parasite dans tous ses détails, et voyons comment il peut devenir pour nous agent pathogène.

1° — DE L'ASPERGILLUS FUMIGATUS

Aujourd'hui que le polymorphisme des champignons est bien connu, il est assez difficile de classer l'Aspergillus Fumigatus, autrefois mis sans conteste dans la classe des Mucédinées ; en outre de la reproduction asexuée par conidies, de Bary (1) a pu, dans des cas très rares il est vrai, observer la reproduction asexuée par ascospores. Aussi peut-on avec cet auteur et avec Costantin (2) ranger l'Aspergillus Fumigatus parmi les Ascomycètes, et parmi ces derniers dans la classe des Erysyphacées.

Il est essentiellement constitué à l'état adulte par un mycélium plus ou moins fourni, qui donne des rameaux stériles, rameaux cloisonnés et incolores, et des rameaux fructifères dressés, incolores ou légèrement colorés : ces derniers supportent les spores qui prennent une couleur variable suivant les divers milieux sur lesquels elles sont ensemencées. Ces spores, petites de 3 a 4 μ de diamètre, rondes circulaires, complètement lisses, d'une légère couleur verdâtre où brunâtre, se développent, quand on les sème, de la façon suivante : en examinant des spores mises sur gouttes pendantes au liquide de Raulin (voir planche I, fig. 4, 5, 6, 7, 8, 9, 10 et 11), au bout de

(1) De BARY. *Morphologie und physiologie der Pilze*, 1883.
(2) COSTANTIN. *Les mucédinées simples*, Paris, 1888.

quelques heures, on voit pousser un prolongement, puis un second, qui ne tardent pas à se diviser : c'est l'ébauche du mycélium : il se divise ainsi d'une manière continue et alterne, et les hyphés qui composent ce mycélium sont déjà visibles au bout de 10 à 12 heures. Le mycélium se présente alors sous trace d'un filament blanchâtre, et bientôt on voit les hyphés se dresser, perpendiculaires à l'axe principal, se renfler en massue à leur sommet pour former une tête sporifère. Cette dernière, dans ses deux tiers supérieurs, se recouvre d'une couche de petites cellules en forme de boudin, les basides ou stérigmates. Chaque stérigmate s'étranglant produit une série de spores en chapelet, qui sont séparées les unes des autres par des parties infertiles. Il suffit ensuite du moindre choc pour mettre les spores en liberté.

La température la plus favorable au développement des spores est, comme l'ont bien fait remarquer MM. Dieulafoy, Chantemesse et Widal, une température voisine de celle du corps humain et c'est à 37 ou 38 degrés qu'on atteint le maximum de développement. Ce dernier se fait encore à 40 degrés, à 50 degrés il est moins actif, l'est encore moins à 60 : les spores ne poussent plus à 80, à 100 degrés elles sont irrémédiablement tuées.

Si l'on étudie l'action des basses températures, on voit que les spores ne poussent pas au-dessous de 20 degrés : des spores ensemencées dans notre laboratoire n'ont jamais poussé à 10, 12 degrés. Par contre le froid intense reste sans action : leur vitalité est énorme ; elles sont encore capables de se reproduire au bout de 2 ou 3 ans de séjour dans une vieille culture.

Sur quels milieux poussent le mieux ces spores ? Pour résoudre la question nous avons employé d'abord les milieux communs ordinaires de la bactériologie, et nous avons obtenu les résultats suivants.

Sur bouillon peptonisé légèrement alcalin le développement est très lent ; au bout de 6 à 7 jours apparaît une trace de mycélium, et il est très rare que le champignon vienne jusqu'à fructification.

Sur gélatine mise à l'étuve à 22°, le développement est très lent ; pendant une quinzaine de jours le mycélium seul apparaît, et ce n'est souvent qu'au bout de 3 ou 4 semaines que se développent les spores, qui prennent une couleur noirâtre et sont en petit nombre : la culture est maigre. L'Aspergillus Fumigatus liquéfie la gélatine à la longue, et cette liquéfaction ne nous a guère paru être complète qu'au bout de 4 semaines.

La gélose ordinaire convient mal au développement du champignon, qui forme au bout de 30 heures sur la strie d'ensemencement une raie blanche de mycélium ; les spores n'apparaissent que le 3ᵉ jour ; d'abord verdâtres, elles prennent une couleur noire caractéristique au bout de 5 jours de séjour à l'étuve (Voir planche II, fig 15).

Mais dans ces milieux habituels, l'Aspergillus pousse mal, et n'a jamais que des cultures chétives, avec un nombre de spores peu considérable. La cause de cette maigre végétation tient tout entière à l'emploi des liquides alcalins, peu favorables au développement des moisissures ; si on leur donne au contraire un milieu acide ou un milieu sucré, elles y poussent à l'aise, et c'est à ces substances qu'il faut s'adresser pour avoir de belles cultures.

L'emploi du liquide de Raulin a été la base de toutes nos recherches, l'Aspergillus s'y développant merveilleusement bien : nous rappellerons la formule de ce liquide acide, composé uniquement de substances minérales :

Eau................	1.500 gr. —	Sulfate d'ammon....	0 gr. 25
Sucre candi........	70 » —	Sulfate de fer......	0 » 07
Acide tartrique.....	4 » —	Sulfate de zinc.....	0 » 07
Acétate d'ammon...	4 » —	Silicate de potasse..	0 » 07
Phosphate d'amm..	0 gr. 60	Carbonate de man-	
Carbon. de potasse.	0 » 60	ganèse	0 » 07
Carbon. de magnésie	0 » 40		

Sur ce milieu nous avons toujours eu un développement de mycélium en 5 à 12 heures et de spores en 12 à 15 heures : la surface du tube prenait d'abord l'aspect d'un tapis velouté blanc qui devenait vert bleuâtre tendre, puis vert foncé pour finir par être brun noirâtre au bout de 5 à 6 jours.

Sur gélose faite avec le liquide de Raulin, le développement est aussi rapide : au bout de quelques heures, apparition du mycélium sur la strie d'ensemencement sous forme d'une traînée blanchâtre, qui gagne en largeur toute la paroi du tube, prend au centre une teinte verdâtre foncé qui gagne en 36 heures toute la surface mycéliale. Au bout du troisième jour, les spores deviennent plus foncées ; elles se détachent le quatrième jour et forment une fine poussière qui s'étale sur les parois du tube quand on vient à le remuer. C'est sur ce milieu que la couleur des spores devient en 4 jours franchement noirâtre et ce n'est guère que sur lui que persiste cette couleur brun noirâtre, absolument caractéristique de l'espèce Aspergillus Fumigatus (Voir planche II, fig. 14).

Les liquides riches en glycose et un peu acides laissent bien se développer ce champignon. Les milieux glycérinés glycosés, dont on se sert pour les cultures de tuberculose, le moût de bière sont pour cela d'un excellent usage ; c'est même à notre avis sur ces liquides qu'on obtient le maximum de croissance de l'Aspergillus. On peut les employer sous forme de bouillon ou de gélose : pour le moût de bière, la gélose que nous avons constamment employée a été faite de la manière suivante : 15 grammes de gélose, coupée en petits morceaux, sont mis dans un litre de moût de bière préalablement filtré et stérilisé : après séjour d'une demi-heure, trois quarts d'heure au plus, à l'autoclave à 122°, nous laissons descendre assez rapidement l'appareil à 100', et sur un filtre à chaud la gélose filtrait d'une façon absolument remarquable. Il ne restait plus qu'à stériliser les tubes et à les laisser refroidir en les inclinant.

La culture obtenue sur ce milieu est plus luxuriante encore que celle produite sur le liquide de Raulin : au bout de quelques heures, apparition d'un mycéium blanc, puis à la fin du premier jour teinte verdâtre des spores qui prennent une coloration vert foncé, noirâtre, le deuxième jour, et vert sale au bout du cinquième jour. (Voir planche II, fig. 16.)

La culture sur pomme de terre donne aussi de très bons résultats : l'ensemencement sur fragments de pomme de terre mis dans des tubes de Roux et stérilisés deux fois pendant 15 minutes à 120° nous a toujours donné une culture très riche en 48 heures : l'aspect pris par la culture est alors vert foncé, et on ne trouve pas l'aspect brun noirâtre que nous avons observé sur liquide de Raulin.

Sur pain humide stérilisé nous avons obtenu les mêmes résultats, et la virulence des cultures ainsi obtenues ne nous a pas paru, contrairement à l'opinion de Grawitz, supérieure à celle obtenue sur d'autres milieux.

Enfin sur sérum sanguin peptonisé nous n'avons jamais obtenu que des cultures de mycélium avec quelques rares spores vert foncé.

Tels sont les milieux de culture que nous avons employés pour faire pousser l'Aspergillus Fumigatus : nous avons obtenu, comme on a pu le voir, des nuances différentes dans l'aspect des spores du champignon, variant du vert foncé au brun noirâtre franchement fumé : plusieurs espèces peuvent présenter des ressemblances à ce point de vue, et nous devons les distinguer.

Tout d'abord le Penicilium Glaucum qui pousse si bien sur pain humide exposé à l'air ; mais il s'agit ici d'un Penicilium et non d'un Aspergillus : il n'y a pas de tête sporifère, les rameaux détachés des hyphés terminaux se divisent sous forme de pinceaux et donnent des spores qui paraissent plus grosses que celles de l'Aspergillus Fumigatus ; enfin et surtout les conditions de développement sont complètement différentes, car s'il est manifeste que le Penicilium pousse très bien aux températures de 25 à 30 degrés, il n'est pas moins évident qu'il pousse, également bien aussi à des températures basses, comme celle de 15 degrés et nous avons vu que l'Aspergillus Fumigatus peut à peine se développer à cette température.

Nous en dirons autant de l'Aspergillus Glaucus qui, de tous les champignons, présente la plus grande ressemblance avec l'espèce dont nous nous occupons : il n'exige point pour son développement de haute température, son aspect est vert tendre, et non vert bleuâtre foncé, ses spores sont plus grosses, de 7 à 8 μ de diamètre, enfin il ne paraît pas jouir de la même action pathogène, bien qu'elle ait été avancée autrefois par Koch (1), Grawitz (2), Gaffky, Lœffler, Baumgarten et Müller (3) et Kaufmann (4) : Lichteim de Berne (5) a montré depuis que tous ces auteurs n'avaient point de cultures pures et qu'ils avaient dû se servir dans leurs expériences d'Aspergillus Fumigatus et non d'Aspergillus Glaucus.

L'Aspergillus Niger, l'Aspergillus Nigrescens et l'Aspergillus Flavescens, ne pourraient dans aucun cas être confondus avec l'espèce Fumigatus, car si l'action pathogène des deux dernières est bien dé-

---

(1) KOCH. Eutgegnung auf den Vortrag V. Dr Grawitz über die Anpassungtheorie der Schimmelpilze. *Berliner Klin. Wochensc*, 1881, n° 52.

(2) GRAWITZ. Ueber Schimmelvegetationen in thierischen Organismus. *Wirchow's Arch.*, t. LXXI, p. 155.

(8)BAUMGARTEN et MULLER. Versuche ueber accomodative Züchtung von Schimmelpilzen. *Berliner klinisch. Woch.*, et *Virchow's, Jahresb.*, XVII. p. 806.

(4) KAUFMANN. Recherches sur l'infection produite par l'aspergillus glancus. *Lyon médical*, 1882, n°s 4 et 10.

(5) LICHTEIM. Ueber pathogene Schimmelpilze. I. Die Aspergillus mykosen. *Berlin. Kl. Wochensch.*, 1882, n°s 9, 10.

montrée, il n'en est pas de même pour la première : d'ailleurs l'aspect est complètement différent, l'Aspergillus Niger est franchement noir sur tous les milieux, même sur la gélose ordinaire, l'Aspergillus Nigrescens est d'un noir sale avec rameaux mycéliques beaucoup plus grands, l'Aspergillus Flavescens est d'un jaune vert caractéristique, les spores de tous ces champignons sont beaucoup plus grosses que celles de l'Aspergillus Fumigatus, leur température de développement beaucoup moins élevée.

Si maintenant nous étudions l'action pathogène de l'Aspergillus Fumigatus chez les animaux nous voyons qu'elle est considérable.

Le pigeon est peut-être l'animal qui se prête le mieux à cette action, et paraît être un des milieux vivants de prédilection pour le champignon. On peut donner au pigeon la maladie par inoculation ou par inhalation. Pour l'inoculation, on injecte dans la veine axillaire une émulsion de spores dans du bouillon, et la rapidité de la mort tient au plus ou moins grand nombre de spores ainsi inoculées. MM. Dieulafoy, Chantemesse et Widal tuaient de cette façon les pigeons en 3 à 4 jours, et nous sommes arrivé au même résultat. C'est ainsi que sont morts en 3 à 4 jours nos pigeons I, II, III, IV, dont l'observation est relatée au chapitre III et trois autres pigeons que nous avons aussi inoculés de la même façon.

Pigeon V

Pigeon inoculé dans la veine axillaire droite, le 29 juillet 1892, avec 1 centim. cube d'émulsion dans du bouillon des pores d'Aspergillus venant du malade de la salle Vernois, n° 16.

Le pigeon commence à hérisser ses plumes le 31 juillet, se rétracte en boule le 1er août et meurt le 2 août 1892.

A l'autopsie, il existe un gros tubercule dans le poumon droit, des tubercules miliaires jaunâtres en grande abondance dans le foie, qui en est absolument farci, et rien d'apparent dans les autres organes.

Un morceau de foie ensemencé dans le liquide de Raulin a donné, en 4 jours de séjour à l'étuve à 37°, une culture d'Aspergillus Fumigatus.

Pigeon VI

Pigeon inoculé dans la veine axillaire gauche, le 29 juillet 1892, avec 1 centim. cube d'émulsion dans du bouillon de spores d'Aspergillus venant du malade de la salle Vernois, n° 3.

Ce pigeon manifestement malade le 31 juillet, meurt le 1er août.

A l'autopsie, pas de tubercules dans les poumons, mais foie absolument farci de tubercules miliaires.

Un morceau de foie ensemencé dans le liquide de Raulin a donné, en 5 jours de séjour à l'étuve à 37°, une culture d'Aspergillus Fumigatus.

PIGEON VII

Pigeon inoculé dans la veine axillaire droite, le 29 juillet 1892, avec 1 cent. cube d'émulsion dans du bouillon de spores d'Aspergillus venant du laboratoire de MM. Chantemesse et Widal.

Ce pigeon hérisse ses plumes le 31 juillet, et après une agonie de quelques heures, couché sur le côté gauche, meurt le 2 août à 11 heures du matin.

A l'autopsie, deux tubercules à la surface du poumon gauche, le foie est farci de tubercules miliaires.

Un fragment de foie ensemencé dans le liquide de Raulin donne, 4 jours après un séjour à l'étuve à 37°, une culture d'Aspergillus Fumigatus.

Enfin nous sommes arrivé à tuer un pigeon en 2 jours par l'inoculation de 2 centim. cubes d'émulsion d'Aspergillus Fumigatus cultivé sur gélose au moût de bière.

PIGEON VIII

Pigeon inoculé dans la veine axillaire gauche, le 5 septembre 1892, avec 2 centim. cubes d'une émulsion dans du bouillon de spores d'Aspergillus Fumigatus venant du laboratoire de M. Roux.

Le 6 septembre, le pigeon commence à hérisser ses plumes, il rétracte sa tête en arrière, prenant la forme de boule, l'animal devient de plus en plus inquiet, et à la fin de la journée il tombe sur un côté, battant de l'aile, et il meurt le 7 septembre au matin.

A l'autopsie, il n'existe de tubercules que dans le foie qui est farci complètement de petites granulations miliaires jaunâtres à peine visibles à l'œil nu et très apparentes à la loupe.

Il est en effet remarquable, comme l'avaient déjà indiqué MM. Dieulafoy, Chantemesse et Widal, que dans le cas d'inoculation dans la veine axillaire, c'est surtout, et dans certains cas, presque seulement le foie qui est touché.

L'inhalation des spores dans la trachée des pigeons les tue en un temps un peu plus long, comme l'ont fait remarquer ces auteurs, après une période de dix à vingt jours : nous avons traité trois pigeons par cette méthode, et nous avons obtenu la mort en 9 à 11 jours, avec maximum des lésions dans le poumon. et presque intégrité du foie.

Pigeon IX

Pigeon ayant reçu, le 3 septembre 1892, dans la trachée des spores d'Aspergillus venant du malade de la salle Vernois n° 16.

Depuis le 8 septembre, le pigeon semble triste, ses plumes se hérissent, il se rétracte en boule et il meurt le 12 septembre, au bout de 9 jours.

A l'autopsie, on trouve quelques tubercules dans le foie, pas de végétation dans la trachée, ni sur les grosses bronches, mais les deux poumons farcis de tubercules, caséeux surtout aux bases.

Un morceau de poumon droit ensemencé sur liquide de Raulin donne une culture d'Aspergillus Fumigatus, le 16 septembre, après 4 jours de séjour à l'étuve à 37°.

Pigeon X

Pigeon ayant reçu, le 3 septembre 1892, dans la trachée des spores d'Aspergillus venant du malade de la salle Vernois, n° 3.

Depuis le 7 septembre, le pigeon est manifestement malade, ses plumes se hérissent, il se rétracte en boule et il meurt, le 12 septembre, au bout de 9 jours.

A l'autopsie, quelques rares tubercules sur le foie et les poumons ne forment plus qu'une masse d'infiltration tuberculeuse sans caverne.

Une culture d'un fragment du poumon gauche donne, par ensemencement sur liquide de Raulin, une culture d'Aspergillus Fumigatus en 4 jours.

Pigeon XI

Pigeon ayant reçu, le 4 septembre 1892, dans la trachée des spores d'Aspergillus venant du laboratoire de M. Roux.

Le pigeon malade (hérissement de plumes, gros dos) depuis le 10 septembre, meurt le 15 septembre, 11 jours après l'inoculation.

L'autopsie ne révèle rien dans le foie, ni dans la trachée, ni dans les grosses bronches : les poumons sont farcis de tubercules en voie de ramollissement.

Une culture d'un morceau du poumon sur liquide de Raulin donne, le 17 septembre au soir, au bout de deux jours, de l'Aspergillus Fumigatus.

MM Dieulafoy, Chantemesse et Widal ont une fois obtenu la mort d'un pigeon par l'inoculation à cet animal d'un crachat de leurs malades : nous avons inoculé de cette manière deux pigeons, et cela sans résultat : les crachats que nous avions choisis ne contenaient probablement pas de spores, ce qui explique notre insuccès, car nos deux pigeons sont encore vivants près de 9 mois après l'inoculation.

Pigeon XII

Pigeon inoculé, le 30 mars 1892, dans les deux veines axillaires avec 1 centim. cube de bouillon contenant en dilution un crachat du malade de la salle Vernois, n° 3.

Le pigeon n'a jamais présenté la moindre signe de dépérissement et il est encore vivant le 31 décembre.

Pigeon XIII

Pigeon inoculé le 22 avril 1892 dans les deux veines axillaires avec 1 centim. cube de bouillon contenant en dilution un crachat du malade de la salle Vernois, n° 16.

Ce pigeon n'a jamais été malade et il est encore vivant, le 31 décembre.

L'Aspergillus Fumigatus a une action pathogène bien marquée sur d'autres espèces animales. M. Cornil a retrouvé ce champignon chez des canards au cours d'une épizootie au Jardin d'acclimatation. Nous avons vu cette action sur le lapin, nos lapins I, II, III, IV étant morts de 6 à 10 jours après l'inoculation dans les veines de l'oreille ; les lésions macroscopiques portaient surtout dans ce cas sur les reins.

Nous avons 3 fois essayé l'action pathogène de l'Aspergillus seul sur le cobaye, mais cet animal nous a surtout servi à des tentatives de reproduction de tuberculose mixte que nous relaterons plus loin.

Sur deux chiens nous n'avons pas encore obtenu de résultats avec une dose de 1 centim. cube après 4 mois d'expérimentation.

Chien I

Jeune chienne pesant 9 kilogr. le 2 septembre 1892, et inoculée dans la veine saphène gauche après dénudation, avec 1 centim. cube de bouillon contenant une émulsion de spores d'Aspergillus du malade de la salle Vernois, n° 16.

La chienne va très bien, le 31 décembre, et ne paraît point malade.

Chien II

Jeune chienne, pesant 9 kilogr. le 2 septembre 1892, et inoculée dans la veine saphène gauche, après dénudation, avec 1 centim. cube de bouillon contenant une émulsion de spores d'Aspergillus du malade de la salle Vernois, n° 3.

La chienne va très bien, le 31 décembre, et ne paraît point malade.

Les chiens peuvent donc paraître résister assez bien à la pseudo-tuberculose aspergillaire ; il en est de même du chat : nous avons pu nous procurer un chat ayant appartenu à notre malade de la salle Vernois, n° 16, et qui chez ce malade pendant plusieurs mois avait pris plaisir à manger ses crachats : nous avons tué ce chat et son autopsie ne nous a donné que des résultats négatifs.

Chat I

Chat noir, tué par le chloroforme, le 5 mai 1892.

A l'autopsie, on ne trouve aucune lésion de tuberculose apparente, ni dans les poumoms, ni dans la rate, ni dans le foie, ni dans les reins.

Des fragments de ces organes cultivés sur le liquide de Raulin sont tous restés stériles après 25 jours de séjour à l'étuve à 37°.

Il n'en est pas de même du singe et MM. Dieulafoy, Chantemesse et Widal ont pu reproduire chez cet animal les lésions aspergillaires.

Une des conclusions de l'intéressant mémoire de Ribbert (1) nous avait beaucoup frappé : « Si, dit cet auteur, après avoir introduit de faibles quantités de spores dans l'appareil circulatoire d'un lapin qui en éprouve ainsi une leucocytose abondante on lui fait supporter une nouvelle infection, les spores sont plus vite et plus abondamment entourées par les leucocytes et le développement de ces spores est bien plus vite entravé que chez un autre animal pris comme témoin ». Nous nous sommes demandé alors s'il ne serait pas possible de rendre réfractaire à une nouvelle dose de spores d'Aspergillus un animal déjà inoculé antérieurement par une faible dose. Nos essais ont porté sur deux lapins.

Lapin V

Lapin mâle, du poids de 2,300 grammes, inoculé le 9 juillet 1892, dans la veine de l'oreille avec une émulsion dans du bouillon de 1 cent. cube d'Aspergillus venant de M. Roux.

L'animal après avoir été souffrant pendant les quelques jours qui ont suivi l'inoculation se rétablit complètement et, le 1er septembre 1892, on lui inocule une nouvelle dose de 2 centim. cubes d'émulsion de spores du même Aspergillus.

(1) Ribbert. *Der Untergang pathogener Schimmelpilze im Körper*. Bonn, 1887 p. 96.

Le lapin meurt, le 1er septembre, et présente à l'autopsie, des tubercules dans les reins et dans les poumons (il ne pesait plus que 2,150 grammes). Ces organes cultivés reproduisent l'Aspergillus.

Lapin VI

Lapin, du poids de 2,430 grammes, inoculé le 12 juillet 1892, dans les veines de l'oreille avec 1 centim. cube d'une émulsion dans du bouillon de l'Aspergillus venant du malade de la salle Vernois, n° 3.

Le lapin paraît un peu moins vif les cinq premiers jours qui suivent l'injection, mais il n'en meurt pas.

Plus d'un mois après, le 17 août 1892, son poids est de 2,420 grammes; on lui injecte ce jour-là 1 centim. cube 1/2 de bouillon contenant en émulsion des spores d'Aspergillus du même malade.

Le lapin maigrit un peu à la suite de cette seconde inoculation et son poids n'est plus, le 23 août, que 2,385 grammes.

L'animal est encore en vie, le 1er septembre : son poids est alors de 2,300 grammes seulement, et on lui injecte à cette date 2 centim. cubes 1/2 d'une émulsion d'Aspergillus venant de M. Roux.

Le lapin ne meurt pas les jours suivants malgré la dose encore injectée, mais il continue à maigrir et son poids, le 16 septembre, n'est plus que de 2,120 grammes.

Voici donc deux lapins qui ont résisté à la première inoculation; ils avaient reçu l'un et l'autre moitié moins de substance virulente que les quatre premiers lapins sur lesquels nous avons établi l'action pathogène de nos quatre Aspergillus de source différente : cette première inoculation les avait-elle vaccinés? On ne peut l'affirmer d'une manière positive, puisque le lapin V est mort, mais ayant reçu cette fois 2 centim. cubes de spores. En tous cas la survie du lapin VI mérite d'être signalée; la seconde injection de 1 centim. cube 1/2 ne l'a pas tué, non plus que la troisième de 2 centim. cubes, 15 jours après la seconde : il a pu supporter cette dose énorme sans y succomber d'une manière immédiate, et si la perte de poids toujours progressive qu'il subit (puisqu'en deux mois 1/2 il a perdu 320 grammes) peut faire craindre pour la suite une issue fatale, il n'en est pas moins curieux de faire ressortir la résistance extraordinaire qu'il a présentée à l'action pathogène des spores qui, à cette dose, tuaient les mêmes animaux en 6 à 8 jours. S'il ne peut dans ce cas s'agir d'une véritable vaccination, il importait, il nous semble, de montrer le résultat obtenu.

2° Des Gaveurs de pigeons

La pseudo-tuberculose aspergillaire n'ayant été rencontrée jusqu'à présent que chez les gaveurs de pigeons, cette profession semble devoir être d'un appoint étiologique important. Les gaveurs de profession, assez nombreux autrefois, ne sont plus guère qu'une dizaine, maintenant que le commerce des pigeons a quitté les Halles pour se monopoliser presque tout entier entre les mains de quelques négociants qui, l'un à Boulogne-sur-Seine et les autres à Charenton, envoient chaque matin sur le marché de Paris, les pigeons tués et prêts à être vendus. C'est donc seulement aux environs de Paris que l'on gave les jeunes pigeons qui viennent presque tous du Mâconnais et de la haute Italie : ces derniers sont gavés à leur passage à la gare de Modane, par un gaveur attaché spécialement à cette gare. Comment s'opère le gavage des pigeons? Le gaveur fait préparer dans un baquet un mélange à parties égales d'eau, de grains de millet et de grains de vesce, il emplit sa bouche de ce mélange, puis prend chaque pigeon par les ailes d'une main, de l'autre lui ouvre le bec et y pousse autant de substance nutritive que le pigeon peut en recevoir. Cette manœuvre demande à peine une à deux secondes pour chaque pigeon, de sorte que chaque gaveur peut gaver jusqu'à 2,000 pigeons le matin et autant le soir, soit 4,000 dans sa journée. Dans les moments de presse, le nombre des pigeons gavés par chaque homme peut aller jusqu'à 6,000.

3° Comment les Gaveurs de pigeons prennent-ils la pseudo-tuberculose aspergillaire?

Si les affections pulmonaires ne sont pas rares chez les gaveurs de pigeons, c'est qu'il arrive souvent que les pigeons qu'ils ont à gaver ne sont pas tous des pigeons bien portants. Ces pigeons peuvent arriver malades et les maladies qu'ils présentent, sont pour nous des plus curieuses. Nous avons eu l'occasion de voir 11 pigeons malades, ces pigeons sont morts sous nos yeux, et à leur autopsie, nous avons vu que 5 avaient ce qu'on appelle le chancre, et le chancre seul ; que 3 avaient à la fois le chancre et de la tuberculose d'autres organes,

et que 3 n'avaient que de la tuberculose pulmonaire. Le chancre, que
nous avons retrouvé 8 fois sur 11 pigeons, est très connu des gaveurs
qui lui attribuent souvent leur maladie; c'est une lésion localisée
généralement à la bouche de l'animal et le plus souvent au plancher
buccal. « Elle se présente, disent MM. Dieulafoy, Chantemesse
et Widal, sous la forme d'un nodule blanchâtre d'apparence caséeuse, du volume d'un pois à celui d'une petite noisette ». C'est ce
que nous avons pu observer sur nos 8 pigeons malades.

Pigeon XIV

Pigeon mort le 30 mars 1892.

A l'autopsie, il existe de tubercules ni dans le poumon, ni dans le foie,
ni dans les autres viscères. En arrière de la langue on observe un nodule
blanc jaunâtre de la grosseur d'un gros pois, répandant une odeur infecte,
et qui est le chancre. Des parois de ce chancre sont ensemencées sur dela
gélose ordinaire (nous n'avions pas encore employé le liquide de Raulin
pour la recherche de l'Aspergillus) et il n'a poussé que des colonies de
staphylocoques.

Pigeon XV

Pigeon mort le 30 mars 1892.

A l'autopsie on ne trouve de tubercules ni dans le foie, ni dans le poumon.
A la base de la langue il existe un petit chancre blanchâtre de la grosseur
d'une lentille. Le contenu du chancre caséeux est ensemencé sur gélose
ordinaire (n'ayant pas encore employé le liquide de Raulin). La culture n'a
donné que des staphylocoques.

Pigeon XVI

Pigeon mort le 1er avril 1892.

A l'autopsie, pas de tubercules dans le poumon ni dans le foie. Il existe
un chancre gros comme une noisette sur le plancher de la bouche. Les
parois du chancre, ensemencées sur gélose ordinaire (on n'avait pas encore
employé le liquide de Raulin) n'ont donné que des cultures de staphylocoques.

Pigeon XVII

Pigeon mort le 8 avril. Il n'existe, à l'autopsie, de tubercules ni dans le
foie, ni dans les viscères. Il existe un chancre, plus gros qu'une noisette
à la base de la langue. Le chancre tout entier est ensemencé dans le
liquide de Raulin, et la culture n'a donné aucun résultat.

Pigeon XVIII

Pigeon mort le 17 avril 1892 ; il n'existe à l'autopsie de tubercules ni dans le foie, ni dans les poumons : mais un chancre gros comme un pois sur le plancher de la bouche. Par ensemencement sur liquide de Raulin, on obtient une culture d'Aspergillus Fumigatus.

Ces cinq pigeons n'avaient pas d'autre lésion que le chancre ; sur 3 cultures sur gélose on a obtenu 3 fois des colonies de staphylocoques et sur 2 cultures sur liquide de Raulin une seule fois l'Aspergillus Fumigatus.

Voyons les résultats obtenus par l'examen des trois autres pigeons qui présentaient avec leur chancre d'autres lésions.

Pigeon XIX

Pigeon mort le 7 avril 1892. A l'autopsie, il existe un chancre volumineux en arrière de la base de la langue, et dans le poumon droit un tubercule de la grosseur d'une lentille adhérait à la plèvre pariétale : à la coupe de ce tubercule, qui est très dur et pas du tout caséifié, on observe une touffe de petits rameaux verdâtres, qui, examinés avec l'oculaire n° 2 et l'objectif n° 1 de Leitz, apparurent nettement sous forme d'un mycélium avec des spores vertes à son extrémité terminale. Ce tubercule, ensemencé sur liquide de Raulin, donne en 3 jours une culture d'Aspergillus Fumigatus.

L'ensemencement des parois du chancre sur le même liquide ne donne aucun résultat.

Pigeon XX

Pigeon mort le 11 avril 1892.

A l'autopsie, chancre volumineux sur la paroi postérieure du pharynx et tubercule dans le poumon gauche. L'ensemencement du chancre et du tubercule pulmonaire sur liquide de Raulin n'a pas donné de résultat.

Pigeon XXI

Pigeon mort le 3 septembre 1892.

A l'autopsie, on trouve à la base de la langue un chancre jaunâtre, gros comme un petit pois. Le foie ne présente pas de lésions. Le poumon gauche est sain ; le poumon droit présente quelques tubercules dont un volumineux situé sur la face externe est adhérent à la paroi costale.

L'ensemencement, sur liquide de Raulin du chancre et d'un morceau du poumon ne donne pas de culture pour le chancre, mais pour le poumon une belle culture d'Aspergillus Fumigatus.

De ces trois autres chancres, aucun n'a cultivé sur liquide de Raulin, tandis que deux fois sur trois on a obtenu une culture avec les tubercules pulmonaires. Il semble donc résulter de l'examen de ces huit pigeons chancreux que ce n'est chez eux que dans la minorité des cas que le chancre a pu être attribué à la pseudo-tuberculose aspergillaire, tandis que par contre il paraissait bien se développer sous l'influence ou avec l'aide des microbes vulgaires, tels que les staphylocoques.

Les trois autres pigeons malades que nous avons observés n'avaient pas de chancre mais seulement des lésions pulmonaires ou viscérales.

Pigeon XXII

Pigeon mort le 22 avril 1892.

A l'autopsie, pas de chancre, pas de tubercules dans les poumons, mais seulement deux tubercules sur le péritoine pariétal un peu au-dessous du foie. Ces tubercules, par ensemencement sur liquide de Raulin, donnent une culture d'Aspergillus.

Pigeon XXIII

Pigeon mort le 3 septembre 1892.

A l'autopsie, pas de chancre. Quelques tubercules sur la face convexe du foie et un gros tubercule sur la face externe du poumon gauche. L'ensemencement du tubercule n'a pas été fait pour ce pigeon.

Pigeon XXIV

Pigeon mort le 8 septembre 1892.

A l'autopsie, pas de chancre, pas de tubercules dans le foie, mais les 2 poumons sont complètement farcis de tubercules, caséeux par endroits. Les poumons de ce pigeon présentent, au point de vue macroscopique, les mêmes lésions que s'il avait été inhalé.

Un fragment du poumon, ensemencé sur liquide de Raulin, donne une culture d'Aspergillus.

Nous avons cru devoir faire un peu longuement cette étude des lésions présentées par les pigeons malades spontanément, parce qu'on pourrait se demander si le chancre ne serait pas la cause de la contamination des gaveurs : ceux-ci sont forcés en effet de pousser plus violemment le mélange d'eau et de grains dans le bec du pigeon, quand il est chancreux ; les grains pénétrant moins facilement par l'orifice ainsi rétréci, il en résulte pour le gaveur un contact un peu plus prolongé que de coutume avec l'animal, ce qui, pour beaucoup d'entre eux, serait la cause du mal ; mais nous avons vu que l'Aspergillus est loin d'exister dans tous les chancres. et nous pensons que c'est ailleurs qu'il faut chercher la raison de la maladie.

MM. Dieulafoy, Chantemesse et Widal, et M. Potain, émettent l'hypothèse que peut-être les spores d'Aspergillus existent sur les graines et que dans ce cas l'homme et le pigeon trouvent sur la graine la cause commune de leur affection. Cette hypothèse, nous l'avons démontrée, et cela de la façon la plus évidente, de la manière suivante : nous nous sommes procuré chez différents grainetiers des grains de millet et de vesce, et nous les avons traités de deux façons différentes ; les uns ont été ensemencés tels quels sur le liquide de Raulin, les autres ont subi préalablement un lavage de 15 minutes dans une solution acide de sublimé au 1/1000.

1°. — 1re SÉRIE D'EXPÉRIENCES. — GRAINES NON LAVÉES

α) *Millet de la sorte I.*
Du 16 au 24 août, 10 tubes ont été ensemencés ; au bout de 15 jours on avait les résultats suivants :
6 tubes ont donné de l'Aspergillus Nigrescens.
2 tubes n'ont rien donné.
2 tubes ont donné de l'Aspergillus Fumigatus.

β) *Millet de la sorte II.*
Le 6 août, 5 tubes ont été ensemencés ; au bout de 7 jours,
2 tubes ont donné de l'Aspergillus Niger.
2 tubes ont donné de l'Aspergillus Nigrescens.
1 tube a donné de l'Aspergillus Flavescens.

γ) *Millet de la sorte III.*
Le 9 août, 2 tubes ont été ensemencés ; au bout de 5 jours,
Les 2 tubes ont donné de l'Aspergillus Nigrescens.

δ) *Millet de la sorte IV.*
Le 11 août, 2 tubes ont été ensemencés ; au bout de 6 jours,
1 tube a donné de l'Aspergillus Nigrescens.
1 tube n'a rien donné.

ε) *Millet de la sorte V.*
Le 6 août, 5 tubes ont été ensemencés ; au bout de 6 jours,
Les 5 tubes ont donné de l'Aspergillus Niger.

ζ) *Vesce de la sorte I.*
Le 9 août, un tube est ensemencé ; au bout de 6 jours,
Ce tube donne un Mucor.

μ) *Vesce de la sorte II.*
Le 6 août, 2 tubes sont ensemencés ; au bout de 7 jours,
1 tube donne de l'Aspergillus Fumigatus.
1 tube donne du bacillus subtilis.

ν) *Vesce de la sorte III.*
Le 15 août, 2 tubes sont ensemencés ; au bout de 6 jours,
1 tube donne de l'Aspergillus Flavescens.
1 tube donne de l'Aspergillus Fumigatus.

2° — 2° SÉRIE D'EXPÉRIENCES. — GRAINES LAVÉES PENDANT 15 MINUTES DANS UNE SOLUTION DE SUBLIMÉ ACIDE A 1/000.

α) Le 20 août, 5 tubes de millet des différentes sortes sont ensemencés ; au bout de 15 jours ces cultures n'ont rien donné.

β) Le 20 août, 5 tubes de vesce des différentes sortes sont ensemencés et au bout de 15 jours les cultures sont restées stériles.

Ces expériences nous prouvent nettement que c'était à la surface des graines et sur cette surface seule que se trouvaient les spores d'Aspergillus, que ces spores se trouvaient aussi bien sur les graines de millet que sur celles de vesce, et que parmi ces spores, celles d'Aspergillus Fumigatus sont de beaucoup les plus rares, ce qui explique que des pigeons et des gaveurs échappent à la pseudo-tuberculose, car sans cela tous ou presque tous seraient certainement frappés.

L'Aspergillus Fumigatus que nous avons ainsi trouvé deux fois sur le millet et deux fois sur la vesce était bien pathogène, nous avons inoculé 2 pigeons, l'un avec des spores venant du millet, l'autre avec celles venant de la vesce, et tous les deux sont morts avec lésions caractéristiques de l'affection.

PIGEON XXV

Pigeon inoculé le 1er septembre dans la veine axillaire avec 1 centim. cube 1/2 d'émulsion dans du bouillon de spores d'Aspergillus venant des graines de vesce (sorte II).

Le pigeon meurt le 5 septembre, au bout de 4 jours.

A l'autopsie on trouve les poumons en apparence sains, la rate et surtout le foie gros et parsemé de tubercules miliaires.

Des cultures du foie dans le liquide de Raulin ont reproduit l'Aspergillus Fumigatus.

PIGEON XXVI

Pigeon inoculé le 31 août dans la veine axillaire avec 1 centim. cube 1/2 d'émulsion dans du bouillon des spores d'Aspergillus venant des graines de millet (sorte I).

Le pigeon meurt le 2 septembre, au bout de 3 jours.

A l'autopsie, quelques tubercules dans le poumon, mais surtout foie énorme, farci de tubercules miliaires.

Des ensemencements sur liquide de Raulin de morceaux de foie, de poumon et de rein ont donné en 5 jours des cultures d'Aspergillus Fumigatus.

Il est bien évident maintenant que la pseudo-tuberculose aspergillaire est due tout entière à un champignon, l'Aspergillus Fumigatus ; que cette affection se montre fréquemment chez les gaveurs de pigeons qui sont de par leur métier exposés à inhaler les spores, que ces spores existent sur les graines de millet et de vesce.

Nous n'avons pas examiné d'autres graines, des grains de blé, d'avoine par exemple ; mais il est probable qu'elles contiennent aussi à leur surface des spores de mucédinées, peut-être d'Aspergillus Fumigatus et il se pourrait fort bien que les personnes qui manient ces graines, les meuniers, les grainetiers soient aussi contaminés, ce qui agrandirait d'une façon notable le cadre de la pseudo-tuberculose aspergillaire professionnelle.

4° RAPPORTS DE LA PSEUDO-TUBERCULOSE ASPERGILLAIRE AVEC LES AUTRES MALADIES

Nous connaissons bien maintenant les causes et la pathogénie de la pseudo-tuberculose aspergillaire simple, de celle qui se développe chez les gaveurs de pigeons : mais il est évident qu'elle peut, comme toute autre maladie, évoluer dans le cours d'une autre affection ou s'en compliquer elle-même, et qu'elle ne saurait échapper aux associations morbides si fréquentes en pathologie.

Tous les auteurs qui avant MM. Dieulafoy, Chantemesse et Widal ont étudié la question de la pseudo-tuberculose aspergillaire chez l'homme ont nettement indiqué que cette affection pour eux n'é-tait que secondaire, et ils ont rencontré chez des malades atteints de pneumopathies diverses, apoplexie pulmonaire, gangrène pulmonaire et surtout tuberculose pulmonaire, cet Aspergillus vert foncé qu'ils connaissaient mal et qui, selon toute vraisemblance, était le Fumigatus. Il semble donc que les excavations du poumon prédisposent au développement du champignon, qui n'apparaît que secondairement, à la période terminale et dans les derniers jours de la maladie pulmonaire. L'Aspergillus n'est reconnu dans ces cas que par hasard, si l'on a l'idée d'examiner les crachats du malade, et comme rien ne peut y faire songer, cette variété de l'affection n'a pas d'histoire clinique distincte de la maladie qui l'a précédée, et elle n'est la plupart du temps qu'une trouvaille d'autopsie.

A côté de cette tuberculose aspergillaire secondaire il existe des cas où la pseudo-tuberculose aspergillaire primitive peut se compliquer d'une autre affection pulmonaire : les cobayes inoculés avec les crachats de nos deux malades étant morts tuberculeux de Koch, nous avons été forcé de conclure que ces deux malades étaient également atteints de tuberculose vulgaire venant compliquer leur pseudo-tuberculose aspergillaire ; et c'est la seule affection que jusqu'à présent, nous ayons trouvée associée secondairement à la pseudo-tuberculose aspergillaire.

Au point de vue de la nature intime de la maladie il nous semble dès lors que l'on peut établir trois grandes variétés :

1° Pseudo-tuberculose aspergillaire primitive et simple ;

2° Pseudo-tuberculose aspergillaire secondaire à une affection pulmonaire antérieure ;

3° Pseudo-tuberculose aspergillaire compliquée de tuberculose de Koch.

Cette division n'a pas grand intérêt en clinique, puisque la seconde variété n'est presque jamais reconnue pendant la vie, et que les signes de la première et de la troisième se confondent presque toujours ; mais elle a une grande importance en anatomie pathologique où la seconde variété a été rencontré chez l'homme et les deux autres reproduites par nous sur les animaux.

CHAPITRE V

Description clinique de la pseudo-tuberculose aspergillaire.

1° DOCUMENTS CLINIQUES

L'histoire clinique de la pseudo-tuberculose aspergillaire n'a vraiment été indiquée la première fois que par MM. Dieulafoy, Chantemesse et Widal, puisque avant leur communication, la rencontre des champignons n'avait été qu'une trouvaille d'autopsie et qu'eux seuls ont fait le diagnostic du vivant des malades.

Nous allons rapporter leurs observations et celles de nos deux malades, ces documents devant nous servir à établir cette description clinique : le nombre des gaveurs de pigeon, autrefois assez élevé, est très restreint depuis que, comme nous l'avons déjà dit, deux grands négociants, l'un à Boulogne et l'autre à Charenton, ont monopolisé le commerce des pigeons à Paris : les gaveurs de pigeons de profession ne sont plus guère maintenant qu'au nombre d'une dizaine et nous n'avons pu chez eux trouver que deux malades, l'un qui a passé quelque temps chez M. Potain et dont nous avons de nouveau repris l'histoire, l'autre qui était chez M. Troisier et dont l'observation est complètement inédite.

Observation I. (MM. Dieulafoy, Chantemesse et Widal) (1).

« Il existe à Paris une classe d'individus exerçant la profession de gaveurs de pigeons. Chez eux il est de notion vulgaire que le gavage occasionne à la longue une maladie chronique du poumon. Nous avons pour notre compte observé trois gaveurs atteints d'une pneumopathie dont l'évolution est celle d'une tuberculose pulmonaire chronique. Elle est caractérisée par de l'essoufflement, de la toux, de l'expectoration purulente, de

(1) Dieulafoy, Chantemesse et Widal. *Loc. cit.*

petites hémoptysies à répétition et parfois des manifestations pleurales. L'examen de la poitrine décèle des signes de bronchite et d'induration pulmonaire, en général localisée, se révélant par la faiblesse de la respiration et un peu de submatité. La température est relativement peu élevée, et cependant les malades pâlissent, maigrissent et passent par des périodes d'aggravation et d'amélioration. Chez l'un d'eux nous avons suivi ces alternatives depuis près de deux ans. Dans aucun cas nous n'avons constaté la présence des bacilles de Koch dans les crachats. »

Observation II. (M. Potain) (2).

« Le 16 juin 1891 est entré dans nos salles un malade qui, depuis deux ans, est atteint d'un rhume persistant. A son arrivée il avait une fièvre légère, le thermomètre ne montant pas au-dessus de 38°,5, qui diminua en 4 à 5 jours et est actuellement disparue. Ses antécédents héréditaires sont nuls. Le père est un asthmatique et la mère est morte d'une maladie inconnue. Le malade lui-même a eu la fièvre typhoïde, la petite vérole et a été réformé pour une hernie. En 1885, il a souffert d'une pleurésie gauche qui guérit assez rapidement, puis l'année suivante, a eu une pleurésie droite qui a nécessité une ponction ; enfin il a encore souffert de douleurs rhumatismales. Il y a deux ans, notre homme s'est mis à tousser ; depuis ce temps la toux est restée persistante, présentant de temps à autre des exacerbations ; l'épidémie de grippe n'a pas entraîné de complications. La santé a commencé à s'altérer lorsque la toux durait depuis quelques mois, et il est survenu successivement trois hémoptysies. Ces dernières ne se sont du reste pas reproduites et le malade n'a plus rendu que des crachats striés de sang. L'amaigrissement s'est accentué peu à peu et le malade a perdu environ 10 kilogrammes de son poids.

Au moment de l'entrée, on a constaté facilement qu'il avait une bronchite généralisée. De plus, au niveau de la fosse sus-épineuse du côté gauche, la sonorité était diminuée et la différence avec le côté droit supérieure à celle que l'on constate habituellement. Au même point, le murmure vésiculaire était affaibli, un peu rude, l'expiration un peu prolongée, et il y avait de petits râles très fins, après les grandes inspirations qui suivent la toux. Cette dernière était très retentissante ainsi que la voix et l'on constatait de la bronchophonie et de l'augmentation des vibrations. Tous ces phénomènes, modérés mais manifestes, étaient limités à la partie supérieure du côté gauche, en arrière, et la fosse sous-épineuse ne présentait rien de notable. En avant et à gauche, il y avait un peu de tympanisme, et la tonalité du son obtenu par la percussion était un peu élevée; le murmure vésiculaire était normal. En somme tous les signes étaient limités à la partie supérieure du côté gauche en arrière, et dans le reste

(2) Potain. Un cas de pseudo-tuberculose aspergillaire. *Union médicale,* jeudi 26 mars 1891, p. 449.

de la poitrine, on ne constatait que des signes de bronchite qui sont du reste entièrement disparus.

Ce malade rend des crachats épais, visqueux, opaques, nummulaires, nageant dans de la sérosité et mélangés de matières noirâtres de nature mal déterminée. Bien que cette expectoration ait absolument l'aspect de celle que l'on rencontre dans la tuberculose, on ne rencontre point de bacille à l'examen microscopique, et cela est d'autant plus étonnant que le malade se présente sous l'aspect d'un tuberculeux classique. Les autres phénomènes constatés du côté du poumon, l'altération de la santé et l'amaigrissement conduisaient forcément à peu près à ce diagnostic qui n'était contredit que par l'absence des micro-organismes caractéristiques, qui existent presque toujours dans ces conditions. Les bacilles manquent surtout chez deux catégories de tuberculeux : chez ceux qui sont au début de la maladie, quand il n'y a pas de ramollissement et chez ceux qui ont un catarrhe bronchique abondant dont la sécrétion noie celles des parties tuberculeuses. Dans le cas actuel il n'y a pas à invoquer ces conditions, car les crachats paraissent venir des parties malades, et les craquements qui suivaient la toux indiquaient le ramollissement.

Au lieu de bacille on a trouvé dans les crachats une sorte de champignon, l'aspergillus. Inoculé sur la gélose ce dernier a donné une végétation caractéristique. »

Le malade de M. Potain entre dans notre service le 15 mars 1892, et nous rapportons quelques détails qui nous ont paru intéressants :

Observation III (personnelle).

R..., gaveur de pigeons, âgé de 31 ans, entre à l'hôpital Necker, salle Vernois, n° 3, dans le service du professeur Dieulafoy, le 15 mars 1892.

Ce malade vient à l'hôpital parce que ses forces disparaissaient et qu'il a tous les soirs de l'œdème des jambes.

Cet œdème des jambes a débuté depuis un mois, mais tandis qu'il n'apparaissait alors que tous les deux ou trois jours, il se montre maintenant d'une façon régulière, apparaissant vers la fin de l'après-midi, se localisant d'abord aux pieds, puis gagnant le mollet dans la soirée et s'accompagnant de fourmillements et de picotements douloureux.

En outre les forces ont considérablement diminué et le malade se trouve dans l'impossibilité de faire tout travail exigeant un effort soutenu : les palpitations, l'essoufflement, l'oppression surviennent bientôt et le forcent alors à s'arrêter. L'ascension d'un escalier, la marche s'accompagnent souvent d'étourdissements et le malade tomberait s'il ne cherchait immédiatement un point d'appui.

Tous ces symptômes ont débuté il y a 3 ans par des digestions pénibles, des pesanteurs dans la région épigastrique et par une hémoptysie qui survint au moment même où il gavait ses pigeons. Son habileté professionnelle devint moins grande depuis ce moment, et il mettait 2 heures 1/2 à 3 heures pour gaver 1,500 pigeons alors qu'auparavant deux heures suffisaient à ce travail ; enfin il lui arrivait souvent de manquer plusieurs fois le gavage des pigeons dans une même séance.

Un an après, en 1889, survint une seconde hémoptysie, beaucoup plus abondante que la première, suivie d'un abattement profond des forces. Une troisième hémoptysie se produisit en 1890, qui lui fit abandonner son métier de gaveur. En dehors de ces grandes hémoptysies, il lui arrivait de rendre des crachats striés de sang.

Il eut à cette époque quelques petits frissons, de la fièvre, et entra pendant quatre mois dans le service de M. Chantemesse ; la fièvre qui n'avait jamais été plus forte que 38°,5, céda, ainsi que la faiblesse, à l'usage de la viande crue, de l'huile de foie de morue et de la créosote.

Quelques mois après il entrait dans le service de M. Potain.

L'examen des poumons fait constater en avant sur la clavicule, à la percussion, et en arrière dans la fosse sous-épineuse, et seulement du côté gauche une diminution manifeste de la sonorité : les vibrations thoraciques sont un peu exagérées au niveau de ces deux points : à l'auscultation on constate un affaiblissement du murmure vésiculaire, la respiration rude, et l'expiration prolongée : nous n'avons perçu ni râles sous-crépitants, ni craquements, ni râles de bronchite. Le poumon droit paraît absolument normal.

L'examen du cœur ne révèle aucun bruit morbide.

Du côté de l'appareil digestif on trouve des troubles dyspeptiques, de la douleur à la pression au creux épigastrique, des digestions pénibles, quelques pituites le matin ; le malade avoue d'ailleurs des habitudes alcooliques non douteuses.

.Enfin, en examinant la région anale, on constate l'existence d'une petite fistule ayant débuté il y a 15 mois, au dire du malade. Cette fistule siégeant du côté droit est complète, le stylet introduit par son orifice externe faisant saillie à travers la muqueuse : une intervention immédiate proposée est repoussée aussitôt par le malade.

L'expectoration est peu abondante, elle se compose de crachats, les uns verts, nummulaires, épais, les autres spumeux aérés dans lesquels on voit parfois de petits points grisâtres.

Le malade est soumis au traitement par l'huile de foie de morue à hautes doses et par la créosote : il s'est amélioré pendant son premier séjour, qui a duré jusqu'au 12 avril, et n'a jamais eu d'hémoptysies pendant son séjour à l'hôpital.

L'examen de ses crachats répété 20 fois au point de vue de la tuberculose n'a jamais révélé la présence des bacilles de Koch : par contre, cet examen fait à la safranine, comme nous le dirons plus tard, nous a permis d'y retrouver 12 fois des fragments de mycélium d'Aspergillus et 8 fois des spores de ce champignon.

Nous avons indiqué plus haut comment nous avons pu isoler cet Aspergillus, comment nous avons pu vérifier son pouvoir pathogène sur les animaux, quels résultats nous avait donné l'inoculation des crachats du malade au cobaye, nous n'y reviendrons pas.

La présence de la fistule anale, que n'avait point indiquée l'observation de M. Potain, nous intriguait beaucoup; aussi sur nos instances le malade est revenu passer 15 jours dans notre service à partir du 15 avril, et nous avons pu le convaincre de l'utilité de l'opération : cette dernière fut faite le 18 avril, et cinq cultures des parties grattées après l'incision, faites sur le liquide de Raulin, ne donnèrent que des résultats négatifs après 25 jours de séjour dans l'étuve à 37°. Il ne s'agissait donc point de fistule due à de la tuberculose aspergillaire

Observation IV (personnelle).

Le nommé P..., gaveur de pigeons, entre salle Vernois, n° 16, dans le service du professeur Dieulafoy, le 3 avril 1892.

Le malade ayant commencé à 7 ans son métier de gaveur de pigeons, fut gaveur pendant 8 ans, de 1876 à 1884; il exerça son métier 7 ans aux Halles et un an à Charenton. C'est dans cette localité, il y a 8 ans, qu'il commença à être malade; il toussait et crachait beaucoup, sans avoir jamais eu d'hémoptysie. De plus, chaque fois qu'il commençait à gaver, il vomissait son déjeuner du matin; ses autres repas étaient au contraire facilement digérés.

Ces symptômes s'accusèrent l'année suivante, il devint très faible, respira mal, continua de tousser et de cracher et dut arrêter complètement son travail. Après 18 mois de soins chez lui, il entra à l'hôpital Saint-Antoine, dans le service de M. Moutard-Martin, qui lui fit de la révulsion à l'aide de pointes de feu et lui fit prendre de l'iodure de potassium; il retourna à plusieurs reprises chez M. Moutard-Martin, et en octobre 1891, il entra dans le service de M. Troisier, qui le soigna par l'iodure de potassium et la créosote, et qui, avec l'assentiment de notre ami Papillon, fut assez aimable pour l'envoyer dans notre service.

Le malade présente un certain embonpoint et paraît en bonne santé; il a maigri cependant de 20 kilog. en 6 ans, et c'est depuis un an seulement qu'il a de nouveau engraissé; actuellement il se plaint surtout de crises d'étouffement qui reviennent presque toutes les nuits, le réveillent et durent environ de 20 minutes à une demi-heure, rarement plus. Il est alors obligé de s'asseoir sur son lit ou même de se lever et d'aller jusqu'à la fenêtre qu'il lui faut souvent ouvrir : alors seulement il éprouve un peu de soulagement. Il est en même temps pris d'une constriction violente au niveau du pharynx. Toute cette crise se termine par une émission abondante de crachats spumeux, comparés par le malade à de l'eau de savon. L'accès passé, il se rendort.

En dehors de ces accès nocturnes, on observe de la toux, mais une toux sèche et prolongée, et les crachats rendus alors par le malade sont des crachats épais, verdâtres, nummulaires, suivis bientôt de crachats spumeux ; on observe alors dans les crachats deux couches : une couche supérieure, blanchâtre, aérée, spumeuse et une couche inférieure, verdâtre, noyée dans un liquide clair.

A la percussion de la poitrine, on entend une sonorité normale, en avant et en arrière, aux deux sommets ; les vibrations thoraciques paraissent accrues aux deux sommets quand on fait compter le malade. A l'auscultation on entend des râles ronflants et sibilants dans toute l'étendue des poumons, et un peu de souffle en arrière et à droite, témoignant là d'une induration pulmonaire manifeste.

La dyspnée est assez considérable, le malade ayant au moment de son entrée, 32 respirations par minute : la marche rapide, ainsi que la course est impossible ; le malade ne peut monter les escaliers, il est obligé de s'arrêter au bout de quelques marches, la respiration lui manquant complètement. Dans ces cas et au moment des crises nocturnes, il est pris souvent de transpirations abondantes, localisées principalement au dos et à la poitrine.

L'examen du cœur ne révèle pas grand'chose : les battements sont sourds et lointains et d'une perception difficile à cause des bruits thoraciques : on ne note aucun bruit de souffle.

Le foie n'est pas douloureux, il n'est point augmenté de volume ; l'urine est rendue en quantité normale et ne renferme ni sucre, ni albumine.

L'index de la main gauche de notre malade présente une lésion curieuse, une plaque de tuberculose verruqueuse de la peau, semblable à celle décrite par Riehl et Paltauf, et semblable à celles que nous avons eu l'occasion d'observer pendant notre séjour à l'hôpital Saint-Louis. Cette lésion se présente sous l'aspect suivant : il existe sur la face dorsale de l'index deux saillies sèches et croûteuses, formant une ligne oblique d'une largeur irrégulière variant entre 6 millimètres et 2 centimètres, contournant l'index en spirale pour aboutir à la face palmaire de la deuxième phalange. Cette saillie est nettement verruqueuse, elle est de plus fendillée ; dans les fentes existant ainsi, on observe parfois des squames blanchâtres, parfois des points d'un noir verdâtre. Cette affection a débuté au niveau de la 2e et de la 3e phalange sur la face dorsale, 6 mois après que le malade eût quitté son métier de gaveur de pigeons : elle ne s'accompagne d'aucune douleur et produit seulement un léger prurit qui le force à se gratter souvent.

L'étude des antécédents héréditaires et personnels du malade n'apprend rien qui puisse élucider son affection : ses parents sont morts âgés et quant à lui il n'a jamais eu qu'autrefois, dans sa jeunesse, un chancre mou compliqué de bubon suppuré.

L'examen des crachats du malade, pratiqué 20 fois nous a fait rencontrer deux fois la présence du bacille de Koch, 10 fois la présence de mycélium, 8 fois de spores. Nous avons isolé le champignon des crachats comme dans l'observation III, et les résultats de l'inoculation au cobaye des crachats du malade nous a donné, comme pour le premier malade, 4 infections par bacille de Koch sur 4 animaux.

De même que la fistule anale du premier malade nous avait beaucoup préoccupé, de même nous avons été frappé par la tuberculose verruqueuse de la peau que présentait le second malade. Nous pouvions penser qu'il s'agissait là d'une tuberculose cutanée aspergillaire, et la présence des points noirs verdâtres qui émergeaient des espaces fendillés pouvait nous laisser supposer qu'ils n'étaient peut-être autres que des fragments de mycélium d'Aspergillus Fumigatus. Nous avons alors, d'une façon aseptique, gratté la surface cutanée à ce niveau, et nous avons ensemencé dans le liquide de Raulin le produit ainsi obtenu successivement 3 fois, le 14, le 16 et le 21 avril : jamais nous n'avons pu obtenir de culture de champignon, même après deux mois de séjour à l'étuve. Pour guérir cette tuberculose verruqueuse nous avons employé la méthode de raclage avec la curette de notre maître M. Vidal, et nous avons ensemencé les petits fragments cutanés ; sur 4 cultures faites le 13 et le 18 mai, nous n'avons eu que des résultats négatifs. Nous avons fait par contre des coupes d'un petit morceau ainsi raclé et nous n'y avons trouvé ni mycélium, ni, comme c'est d'habitude la règle, de bacille de Koch, si difficile à trouver en pareil cas. Cette tuberculose ne pouvait être dès lors rapportée à la tuberculose aspergillaire, et il paraissait probable, sans qu'on ait pu l'affirmer, qu'elle s'identifiait avec la vraie tuberculose de Koch.

Depuis son séjour à l'hôpital, la situation du malade ne s'est guère modifiée ; il est actuellement guéri de sa tuberculose cutanée ; l'appétit s'est toujours maintenu, seuls les signes physiques sont un peu modifiés ; il semble qu'il fait du ramollissement aux deux sommets, l'auscultation dénotant à ce niveau les râles sous-crépitants, surtout après la toux.

Jamais on n'a observé d'élévation de température.

2° SYMPTOMES

La pseudo-tuberculose aspergillaire nous paraît se présenter au point de vue clinique sous des aspects différents.

Parfois le début se fait par une hémoptysie légère ou abondante, pendant un effort du malade, quand il exerce son métier, en gavant un pigeon : cette hémoptysie s'accompagne de plusieurs autres survenant à intervalle variable, quelques mois, un an, deux ans et plus. En même temps apparaît une certaine fatigue, une certaine déperdition de forces suivie de symptômes du côté de l'estomac et marqués surtout par un peu de dyspepsie, des digestions pénibles, de l'anorexie. Le malade maigrit ; il est pris d'une toux au début sèche, quinteuse, revenant par petits accès ; elle est accompagnée d'une expectoration qui, spumeuse, ne tarde pas à devenir verdâtre, purulente, les crachats sont striés souvent de sang : on note, en somme, tous les signes fonctionnels d'une tuberculose au début, avec, en plus, la tendance marquée aux hémorrhagies pulmonaires.

Si l'on examine le malade, on trouve des signes de bronchite, des râles rouflants ou sibilants, puis, un peu plus tard, à la percussion, un peu de submatité à l'un des sommets, une légère augmentation des vibrations thoraciques quand on fait parler le malade, et à l'auscultation, une respiration obscure, quelquefois légèrement soufflante, d'autres fois, un peu d'expiration prolongée.

Il y a souvent, le soir, une légère élévation de température et le thermomètre peut monter à 38° et 38°,5, rarement plus ; on note parfois des transpirations, surtout pendant la nuit.

Enfin on peut trouver des manifestations pleurales, de la pleurésie sèche, souvent un épanchement d'un côté ou de l'autre de la poitrine, parfois des deux côtés.

A un degré plus avancé, la faiblesse devient plus grande, les hémorrhagies se répètent, un léger œdème des jambes apparaît d'abord le soir, puis s'installe d'une façon permanente ; les signes physiques se modifient et on peut trouver, à l'examen de la poitrine, des traces de ramollissement pulmonaire.

Dans d'autres cas, les hémoptysies sont très rares ; le début se fait par de la bronchite, des vomissements, le matin, de la perte des forces et de l'appétit ; la dyspnée qui était à peine marquée précédemment, prédomine ici d'une façon manifeste, elle survient surtout la nuit, le malade étant pris alors d'un véritable accès d'asthme. En proie à une toux incessante, il est pris de suffocation, s'accroche aux objets voisins pour mettre en jeu ses inspirateurs accessoires ; chaque saccade de toux est accompagnée d'une expectoration aérée, spumeuse, rendue en grande abondance. Trois ou quatre accès peuvent se montrer dans la nuit; le jour, la situation se modifie, la dyspnée moins violente est cependant continue, le malade ne peut marcher vite, courir, monter un escalier sans être immédiatement essoufflé et obligé de s'arrêter; les crachats deviennent verdâtres, purulents, parfois nummulaires; les signes physiques, pendant l'accès, indiquent un véritable bruit de tempête avec râles ronflants, sibilants et sous-crépitants; au repos, les signes de bronchite prédominent, mais on peut noter souvent, au sommet d'un ou des deux poumons, des symptômes d'induration pulmonaire.

L'appétit, affaibli au début, revient souvent dans la suite, et le malade est dans un état de dépérissement moins bien marqué que dans l'autre forme; à la longue, cependant, on peut observer quelques transpirations nocturnes et un peu d'élévation de la température, ce qui n'est point la règle.

Dans un cas comme dans l'autre, il est rare d'observer quelques signes du côté des autres organes; le foie paraît sain et les urines ne contiennent rien d'anormal; mais il peut exister d'autres manifestations de la tuberculose, une fistule anale, par exemple, ou de la tuberculose cutanée, se montrant, non pas sous forme de lupus, mais sous forme de la tuberculose verruqueuse de Riehl et Paltauf.

La *marche* de la maladie n'est point fatalement progressive : il peut survenir des améliorations d'une durée variable, puis les signes reparaissent et avec eux une cachexie passagère, qui peut disparaître au bout d'un certain temps d'un traitement bien conduit : il n'y a point comme dans la tuberculose ordinaire une extension graduelle et progressive des lésions.

La *durée* paraît longue, 3 ans, 6 ans, 8 ans et plus, dans les cas observés jusqu'ici, et il est permis de supposer qu'elle peut être encore beaucoup plus longue.

La mort, bien que n'ayant pas été observée jusqu'ici, peut être la *terminaison* naturelle de l'affection; mais elle est rare, elle ne se produit que dans la forme mixte s'accompagnant de tuberculose de Koch et doit être mise dans ce cas sur le compte de cette dernière. La guérison, qui existe chez les animaux, doit ne pas être rare chez l'homme.

3° DIAGNOSTIC

Le diagnostic de la pseudo-tuberculose aspergillaire repose tout entier sur la profession du malade et sur l'examen des crachats. Si l'on a affaire à un gaveur de pigeons, à un homme qui manie des graines et qui est exposé à en respirer les poussières, il faudra immédiatement y songer.

Quand à l'examen des crachats, il doit porter sur la recherche des bacilles, et sur la recherche de l'Aspergillus Fumigatus. Le bacille de Koch sera recherché par la méthode de Ziehl avec double coloration au bleu de méthylène et dans ce cas on observera les bacilles colorés en rouge et les fragments de mycélium ou les spores colorés en bleu. Pour la recherche de l'Aspergillus seul, nous conseillons d'étaler une parcelle de la partie verte d'un crachat fraîchement recueilli sur une lamelle, de coaguler l'albumine en passant 3 fois sur la flamme d'un bec de Bunsen, et de laisser 10 minutes environ dans un bain de safranine dissoute dans l'eau et peu concentré; en lavant ensuite et en montant au baume, on a une belle coloration du mycélium et des spores qui sont rouge orangé clair. On peut employer d'autres méthodes, la fuchsine de Ziehl très diluée, ou le violet de gentiane. Mais pour bien voir la structure du champignon, nous recommandons de faire usage de solutions très faibles.

Dans les cas, où des examens souvent répétés, ne donneraient pas de résultats, nous pensons qu'il faudra s'adresser aux cultures et nous engageons l'ensemencement du crachat sur liquide de Raulin : on aura ainsi en 4 à 6 jours une belle culture de champignon que l'on pourra cultiver ensuite sur d'autres milieux. Dans les cas où l'examen au point de vue des bacilles est resté négatif, il faudra inoculer un cobaye, seule manière de s'assurer d'une pseudo-tuberculose aspergillaire simple ou d'une pseudo-tuberculose mixte, fait essentiel au point de vue du pronostic.

Il n'est guère que trois affections qui peuvent ressembler à la pseudo-tuberculose aspergillaire, la tuberculose ordinaire chronique la bronchite chronique et l'asthme.

Il paraît évident qu'à un examen superficiel, le diagnostic avec la tuberculose vulgaire puisse être difficile : hémoptysies au début, pleurésie antérieure, amaigrissement, mêmes signes physiques. Cependant l'étude de chacun de ces signes indiquera qu'il s'agit là d'une tuberculose bien étrange, commençant par des hémoptysies abondantes, alors qu'elles sont légères à cette période de la tuberculose vulgaire, présentant à la fois des signes de bronchite et d'induration pulmonaire, ne s'accompagnant pas de température élevée, ayant une allure plutôt bénigne, une marche extraordinairement lente, et des périodes de rémission complète qui ne sont guère observées chez les vrais tuberculeux.

La bronchite chronique et l'asthme, auxquels pourrait faire penser la seconde variété de la maladie, ne s'accompagnent ni d'induration pulmonaire, ni d'autres manifestations de la tuberculose, et quand on les trouve réunies chez le même malade, on peut déjà supposer que l'on a affaire à quelque cas rare, et la profession du malade et l'examen des crachats serviront à faire le diagnostic.

4° PRONOSTIC

Le pronostic de la pseudo-tuberculose simple quelle que soit sa variété, hémoptoïque ou asthmatique, est relativement peu grave, l'affection pouvant guérir, et sa durée étant extrêmement longue. Il n'en est point de même de la pseudo-tuberculose mixte associée au bacille de Koch ; les rémissions sont moins fréquentes et moins longues dans ce cas, les signes pulmonaires plus accentués, et nous pensons que tous ces cas, au bout d'un temps, probablement très long, peuvent se terminer par la mort.

CHAPITRE VI

Anatomie pathologique.

Les lésions produites par la pseudo-tuberculose aspergillaire sont un peu différentes selon que la maladie est primitive, secondaire ou associée à la tuberculose vulgaire ; nous allons les étudier dans chacun de ces trois cas.

1° LÉSIONS DE LA PSEUDO-TUBERCULOSE ASPERGILLAIRE SECONDAIRE

L'Aspergillus quand il vient compliquer une maladie pulmonaire antérieure n'est, avons-nous dit, presque jamais reconnu pendant la vie et c'est à l'autopsie seulement qu'il est découvert. Une fois seulement dans les deux derniers jours de sa maladie Fürbringer avait trouvé le champignon dans les crachats d'un homme mort de tuberculose diabétique. Nous n'avons point pu observer de cas de tuberculose aspergillaire secondaire, et pour en indiquer les lésions nous devons nous baser sur ce que nous rapportent les auteurs qui se sont occupés de la question avant la communication de MM. Dieulafoy, Chantemesse et Widal. Les lésions observées portent sur les poumons, et les reins.

Les poumons sont de tous les organes les plus atteints : chez des malades ayant succombé à la tuberculose et porteurs de cavernes, Virchow (1), Dusch et Pagenstecher (1), Fürbringer (1) ont trouvé à la partie supérieure des excavations des petites touffes veloutées, verdâtres, foncées, parfois brunes, composées d'un mycélium adhérent aux fibres pulmonaires en décomposition et des spores épanouies dans la caverne qui jamais, au dire de ces auteurs, n'avait la

_____

(1) VIRCHOW, DUSCH et PAGENSTECHER, FURBRINGER, COHNHEIM, LICHTEIM, *loc. cit.*

moindre odeur. Les mêmes champignons avaient été retrouvés dans
une cavité pulmonaire produite par un abcès du poumon par
Cohnheim et par Lichteim, dans un infarctus du poumon
d'une femme ayant succombé à une attaque d'asystolie. Les masses
aspergillaires pénétraient souvent dans le tissu pulmonaire et même
souvent dans les lobules et dans les bronches. Mais ce qui est plus
important, il semble que tous ces auteurs aient vu dans les cavernes
les champignons se présenter sous deux formes, une forme d'infiltration de la caverne par les moisissures pathogènes, sans rapports spé-
ciaux avec l'élément du tissu pulmonaire et une forme de tubercule.
Cette forme de tubercule à été notée spécialement par Lichteim,
Cohnheim et Fürbringer : ces tubercules étaient de grosseur variable, de la grosseur d'une noisette à un grain de millet, ils siégeaient
sur la paroi des cavernes, et quand on les examinait au microscope ils
présentaient un mycélium abondant qui du tissu du tubercule s'étendait jusque dans les alvéoles.

Tels sont les renseignements peu exacts et peu précis que nous
avons sur les lésions de la pseudo-tuberculose aspergillaire secondaire, quand elles ont pu être observées. Les autres formes ont été
beaucoup mieux étudiées.

2° LÉSIONS DE LA PSEUDO-TUBERCULOSE ASPERGILLAIRE SIMPLE ET PRIMITIVE

Les lésions de cette variété n'ont pu être observées chez l'homme,
puisque depuis qu'elle a été décrite aucun malade n'a succombé :
Lichteim a noté seulement la présence du champignon dans le canal
auditif d'une malade, mais sans indiquer rien de plus spécial sur les
lésions qui accompagnaient sa présence. Aussi a-t-il fallu recourir à
des expériences sur les animaux, et différents auteurs se sont occupés
de cette question : c'est d'abord Grawitz (1), puis Lichteim qui
inocula des spores dans le système veineux d'un lapin et produisit par
la ligature de l'urèthre un développement de moisissures dans le
bassinet avec rougeur et congestion de la muqueuse, avec extension

(1) *Berliner klinisch. Wochenschrift*, 1882 n° 14, et Recherches sur la végétation
des champignons de moisissures dans l'organisme des animaux. *Revue de méd.*,
juillet, 1882.

des rameaux mycéliques jusque dans l'intérieur des papilles rénales.

Laulanié (1) confirme les résultats de Grawitz et de Kaufmann.

Mais c'est surtout Ribbert (2) et MM. Dieulafoy, Chantemesse et Widal, qui ont conduit leurs expériences aux résultats décisifs : nous avons répété une partie de ces expériences sur les animaux et nous sommes arrivé aux mêmes résultats.

Ribbert a porté ses recherches sur des lapins qu'il inoculait dans la veine de l'oreille avec des spores d'Aspergillus Flavescens et d'Aspergillus Fumigatus. Il ne leur injectait que de faibles doses de spores en légère émulsion pour ne pas les tuer spontanément, et il les sacrifiait plus tard à différents intervalles pour examiner ce qui s'était passé, surtout dans les poumons, le foie et les reins. Il traitait ses coupes par la méthode de Weigert, décolorant à l'huile d'aniline, obtenait le tissu coloré en rouge et les spores et les rameaux mycéliques en violet. En procédant ainsi Ribbert est arrivé pour le foie aux résultats suivants :

« Après l'injection d'une faible quantité de spores dans une veine mésentérique ou dans une veine de l'oreille, les germes isolés sont bientôt serrés de près par les leucocytes ; dans l'intérieur des nodules tuberculeux qui en résultent, il n'arrivent qu'à un pénible développement et sont après deux jours englobés par les cellules épithéliales géantes dans lesquelles ils finissent par devenir invisibles. »

Le processus paraît être le même dans le poumon.

« Après injection d'une faible quantité dans une veine de l'oreille les spores furent très promptement enserrées par les leucocytes dans les capillaires et dans les alvéoles. Dans les nodules macroscopiques qui en résultaient elles ne parvenaient ordinairement qu'à un pénible développement et se trouvaient entourées après 24 ou 48 heures de cellules épithéliales géantes dans lesquelles elles se désagrégeaient pour arriver bientôt à ne plus pouvoir être aperçues. Après l'injection de grandes quantités, les spores remplissaient entièrement les capillaires, en formant des groupes serrés dans les alvéoles et n'étaient ni aussi rapidement, ni aussi abondamment entourées par les leucocytes : elles

---

(1) Laulanié. Sur quelques affections parasitaires du poumon et leur rapport avec la tuberculose. *Archiv. de physiologie*, 1884, p. 486.

(2) Ribbert. *Der untergang pathogener schimmelpilze in Körper*. Bonn., 1887, p. 28 et 38.

pouvaient alors former des rejetons réguliers, englobés plus tard seulement par les cellules géantes sauf les branches bien développées qu'on voyait entourées seulement par les cellules rondes. Enfin les spores isolées dans ces conditions n'arrivaient qu'à la formation de corps rayonnants. »

Ces corps rayonnants, Lichteim les avait déjà étudiés dans ses expériences sur le Fumigatus.

« Il les regardait, dit Ribbert, comme des productions avortées. Il indique leur extraordinaire ressemblance avec les végétations d'Actynomycose. En injectant dans la trachée des quantités variables de spores, il obtenait des résultats différents. Si l'on injectait de fortes quantités de spores, le poumon bon terrain de culture, était développé tout entier. Si l'on insufflait de moindres quantités il se développait des nodules ressemblant à des tubercules, ou dans l'infiltration plus diffuse de cellules qui servaient à l'arrêt de développement. C'est ce résultat que Grawitz avait déjà noté. Après environ 6 jours et plus tard, il n'est pas habituellement possible de pouvoir déterminer ce qui reste de la culture des champignons, car ils se fondent aussitôt, étouffés par l'abondante végétation des cellules rondes. »

Ces résultats touchant la réaction du tubercule vis-à-vis du champignon, MM. Dieulafoy, Chantemesse et Widal les avaient obtenus et les expriment ainsi :

« Les lésions histologiques qui sont de tous points comparables à celles de la tuberculose bacillaire, sont particulièrement intéressantes à étudier dans les différentes formes de cette mycose. Sur une coupe de poumon colorée par la méthode de Weigert, on voit une grande quantité de nodules tuberculeux entourés à leur périphérie, de cellules géantes. On peut suivre facilement l'évolution de ces nodules. Les plus jeunes sont formés par une agglomération de cellules leucocytiques ou épithéliales autour d'un ou de plusieurs rameaux mycéliques. Les granulations plus anciennes présentent à leur centre un feutrage de mycélium, dont les rameaux entrelacés se colorent mieux à la périphérie, au voisinage immédiat de cellules géantes. Dans certains cas, le tubercule est uniquement représenté par une très grande cellule à noyaux multiples, dont le protoplasma contient une ramification de mycélium, soit vivante et bien colorée, soit altérée dans sa structure, moniliforme, décolorée et comme en partie digérée par la phagocytose, pour dire le mot.

Los rameaux mycéliques apparaissent parfois disséminés et espacés au milieu d'une grande masse de cellules dites embryonnaires.

Quelques-uns de ces tubercules ont atteint l'évolution fibreuse : le centre n'est plus représenté que par un protoplasma fibrillaire conte-nant de petits blocs bleuàtres, vestiges du champignon, ou même ne renfermant plus rien, comme si le tubercule avait détruit le parasite, preuve d'une guérison locale.

Autour de ces tubercules, l'infiltration leucocytique s'étend parfois jusque dans les alvéoles adjacentes constituant ainsi des blocs de pneumonie sillonnés de vaisseaux à volume variable.

Certains de ces vaisseaux sont remplis d'un coagulum de globules blancs, les autres sont dilatés et gorgés de globules rouges. Cette congestion toujours péri-tuberculeuse est toujours très développée.

L'aspergillus peut végéter dans les canaux bronchiques et pousser ses prolongements jusqu'à la surface de la plèvre, qu'il recouvre alors d'une couche de moisissure. »

Nous sommes arrivé exactement aux mêmes résultats en examinant des organes de pigeon, de lapin et de cobaye. Les coupes faites sur les pigeons et les lapins venaient du poumon, du foie ou de reins d'animaux morts naturellement : elles avaient durci dans l'alcool à 90°, et avaient été incluses ensuite dans la celloïdine. Après coloration au picro-carmin de Orth, nous avons employé soit la méthode de Weigert ou décoloration à l'huile d'aniline, soit la méthode de Gram avec décoloration rapide par l'alcool absolu, achevée ensuite avec l'essence de girofle. Nous devons dire qu'au début de nos recherches la coloration avec le violet de gentiane nous a paru difficile, parce qu'à tout coup nous décolorions les champignons. Une méthode qui nous a bien réussi par la suite a été soit de laisser la préparation au moins 20 minutes dans le violet, soit plutôt de la chauffer légèrement sur la platine jusqu'à ce qu'il se dégage de légères vapeurs du porte-objet ; de cette façon nous sommes arrivés à une coloration assez intense du mycélium (voir planche II, fig. 12).

Sur des coupes ainsi traitées de reins du Lapin I, de poumon du Pigeon X et du Lapin V, du foie des Pigeons I, III, IV et XXV, nous avons vu à côté de cellules géantes et de cellules épithélioïdes digé-rant pour ainsi dire des fragments de mycélium à peine colorés à leur extrémité, des traînées de globules blancs enserrer des tubes mycéliques qui n'étaient point encore séparés de la branche principale qui leur avait donné naissance : nous avons pu noter absolument tous les stades que MM. Dieulafoy, Chantemesse et Widal, et Ribbert avaient décrits. Nous avons pu, sur le lapin VI, mort le 30 septembre, constater dans le poumon deux faits intéressants : d'abord dans une alvéole la présence d'une tête sporifère dépourvue de spores, et dans d'autres alvéoles des touffes très abondantes de mycélium faisant saillie dans des petites bronches ressemblant à de l'Actinomycose et paraissant avoir la plus grande analogie avec les corps radiés de Ribbert (voir planche II, fig. 13); nous n'avions pas sur les autres animaux inoculés constaté de pareils faits, parce qu'ils étaient morts trop tôt, tandis que chez ce lapin inoculé 3 fois depuis le 11 juillet, le développement, bien qu'entravé au début, puisque le lapin nous avait semblé à un certain point réfractaire, s'est fait lentement dans la suite et l'animal est mort de tuberculose chronique aspergillaire, ce que nous n'avions point encore noté chez le lapin. Il semble qu'il y ait là une certaine analogie avec ce qui doit se passer chez l'homme.

Lapin VI

Lapin ayant servi à des essais de vaccination, et ayant résisté plus que les autres à des doses de 1 centim. cube, 1 centim. cube 1/2, 2 centim. cubes 1/2 d'Aspergillus, mort le 30 septembre 1892, après avoir perdu en 2 *mois* 1/2, 750 gr. de son poids.

A l'autopsie, on trouve les poumons rouges et parsemés de tubercules miliaires très nombreux, le foie volumineux avec quelques tubercules, les reins gros et ayant subi nettement la dégénérescence amyloïde, la rate grosse sans tubercules apparents.

Le poumon droit coupé sur le microtome à congélation, traité par la méthode de Weigert, montre des fragments de mycélium très minces disséminés dans presque tout l'organe : au niveau de la base on voit des rameaux mycéliques émerger des parties hépatisées sous forme de bouquets s'ouvrant nettement dans les alvéoles et dans les bronches de dernier calibre. Enfin, on peut apercevoir une tête sporifère très nette qui n'est recouverte que de légers stérigmates et qui n'est point encore arrivée à complète fructification.

Des fragments de rein, de poumon, de foie, ensemencés sur liquide de Raulin donnent une culture en 3 jours.

Nous avons enfin, comme Ribbert, sacrifié des animaux à des intervalles variables après leur inoculation, et pour cela, nous nous sommes adressé au cobaye qui paraît beaucoup moins sensible que le pigeon et le lapin à la pseudo-tuberculose aspergillaire, ce qui nous permettait d'attendre assez longtemps pour tuer les animaux. Voici les résultats que nous avons obtenus sur 3 cobayes :

COBAYE XI

Cobaye femelle du poids de 580 grammes ayant reçu, dans la trachée des spores d'Aspergillus venant du laboratoire de M. Roux, le 17 septembre 1892.

Le cobaye est tué le 22 septembre 1892, ne pesant plus que 570 grammes. Il n'y a de tubercule apparent ni dans les poumons, ni dans aucun autre organe.

Un morceau du poumon droit, mis dans le liquide de Raulin, donne en en 3 jours une culture d'Aspergillus Fumigatus sur laquelle vient s'adjoindre le 4e jour une culture de mucor.

Le poumon gauche est congelé sur le microtome à congélation par le chlorure de méthyle, le 22 septembre. Les coupes sont colorées au picro-carmin de Orth et par la méthode de Weigert.

Sur les coupes nous ne trouvons pas trace de tubercules, mais en un endroit nous apercevons un fragment de mycélium assez bien développé qui paraît, à l'objectif 7 de Leitz, de la longueur d'un millimètre, et qui est entouré de globules blancs en presque toute son étendue : en certains points il n'a pas pris la couleur violette, ce qui lui donne comme un aspect de boyau étranglé assez net. Pas d'autres lésions.

COBAYE XII

Cobaye femelle du poids de 713 grammes, inhalée dans la trachée le 17 septembre 1892, avec des spores d'Aspergillus venant du malade de la salle Vernois, n° 16.

Le cobaye subit une nouvelle inhalation le 24 septembre.

Il est tué le 27 septembre, ne pesant plus que 707 grammes.

A l'autopsie, on ne trouve de tubercules apparents, ni dans le poumon, ni dans aucun autre organe.

Le poumon gauche mis dans le liquide de Raulin donne en 48 heures une culture d'Aspergillus.

Le poumon droit est coupé le jour même sur le microtome à congélation, et les coupes, traitées par le picro-carmin de Orth, et la méthode de Gram avec décoloration à l'essence de girofle, ne présentent pas trace de tubercules ; on ne trouve que deux rameaux mycéliques sans cellules géantes mais avec une traînée de cellules lymphatiques à leur pourtour.

Cobaye XIII

Cobaye femelle, du poids de 657 grammes, inhalé dans la trachée le 17 septembre 1892, avec des spores d'Aspergillus venant du malade de la salle Vernois, n° 3.

Seconde inhalation avec les mêmes spores le 27 septembre 1892.

Le cobaye est tué le 27 septembre, ne pesant plus que 615 grammes.

A l'autopsie, rien d'apparent, comme tubercule, dans aucun organe, même pas dans le poumon.

Un fragment du poumon gauche, mis dans le liquide de Raulin, donne le second jour une culture d'Aspergillus Fumigatus.

Les coupes, traitées de la même façon que pour le cobaye XII, montrent seulement quelques fragments mycéliques entourés également de cellules lymphatiques ; pas de cellules géantes.

Ces 3 animaux, ayant reçu le premier des spores datant de 5 jours, le second des spores datant de 5 et de 3 jours, le troisième des spores datant de 5 jours et de 24 heures, sont morts sans présenter de tubercules, mais seulement des rameaux mycéliques sur lesquels nous avons pu suivre le début du processus de défense si bien indiqué par Ribbert ; les tubercules se seraient peut-être formés plus tard, c'est bien probable, mais la plupart des spores ayant déjà disparu, il nous semble que l'organisme se défende dans ce cas d'une façon vraiment remarquable. Il nous faut d'ailleurs noter qu'on n'arrive pas chez les animaux toujours à la formation du tubercule, en leur injectant des spores. L'Aspergillus, tout comme le bacille de Koch, ne produit de tubercules que quand l'organisme a le temps de réagir, et si après l'injection dans les veines d'un lapin ou d'un pigeon, on ne note chez le premier dans le foie, et chez le second dans le poumon que quelques tubercules, le foie et le poumon sont néanmoins farcis de rameaux mycéliques abondants qui cultivent sur liquide de Raulin, mais qui n'ont pu réaliser avant la mort de l'animal, le stade de défense qui se serait certainement produit dans la suite, de même chez le lapin l'injection de bacilles de Koch dans les veines tue l'animal en quelques jours sans qu'il se produise de tubercules, avec bacilles en abondance dans tous les organes, tandis qu'au contraire les tubercules apparaissent en 3 ou 4 semaines avec l'injection dans le péritoine. Les pigeons morts spontanément présentent des tubercules beaucoup plus gros dans les poumons que ceux qu'on observe quand on les tue par inhalation dans la trachée ; les tubercules sont encore beaucoup plus petits par inoculation dans les veines et il semble, chez ces animaux qui forment un milieu de culture si favorable aux champignons, qu'ils soient d'autant moins nombreux et d'autant plus gros que l'infection est moins grande.

Les lésions macroscopiques de la pseudo-tuberculose aspergillaire simple et primitive ne diffèrent en rien chez les animaux de celles produites par la tuberculose de Koch : les lésions portent surtout sur le foie et sur le poumon pour les pigeons, sur les poumons et sur les reins pour les lapins (voir planche I, fig. 1, 2, 3) ; on note, mais beaucoup plus rarement, des lésions du tube digestif et du péritoine. Dans tous ces cas les tubercules, de grosseur variable, d'une tête d'épingle à un petit pois, passent par toutes les formes macroscopiques ordinaires du tubercule, dégénérescence vitreuse, caséification, avec parfois formation de véritables cavernes ; d'autres fois c'est une infiltration tuberculeuse en nappe qu'on observe. Le tubercule aspergillaire peut passer à l'état fibreux, et c'est un des modes de guérison que nous avons observé souvent chez nos pigeons morts spontanément où ces tubercules fibreux se rencontraient à côté de tubercules plus jeunes et en pleine période d'activité.

Au moment où notre travail était terminé, au mois d'octobre 1892, paraissait une intéressante observation anatomo-pathologique de pseudo-tuberculose aspergillaire chez l'homme (obs. XIV) et publiée par Rubert Boyce (1) ; l'affection avait été méconnue pendant la vie, mais il s'agit évidemment dans cette observation d'un fait de pseudo-tuberculose aspergillaire simple, sans autre affection pulmonaire et sans tuberculose de Koch. Nous noterons les points les plus intéressants.

Rubert Boyce trouve également deux formes de lésions : une forme d'infiltration qui aboutit à la formation d'un pseudo-parenchyme mycélique qui tapisse les bronches et les parois des alvéoles, et une forme de tubercule nodulaire. Dans ces tubercules, les rameaux mycéliques prennent soit la forme d'un éventail, soit même une apparence touffue qui les fait ressembler à une grosse mûre et qu'on trouve parfois dans les alvéoles. Il en résulte une grande similitude d'aspect

<hr>

(1) Rubert Boyce. Remarque sur un cas de pneumomycose aspergillaire. *The Journal of Physiology and Bacteriology*, octobre 1892, p. 105.

avec l'Actynomycose. C'est cet aspect que nous avions noté chez notre lapin VI (planche II, fig. 13) et nous avions raison de dire que la tuberculose chronique aspergillaire de cet animal devait avoir la plus grande ressemblance avec celle de l'homme.

Rubert Boyce a bien étudié les réactions produites par l'Aspergillus sur les tissus malades : il indique d'abord autour des points atteints une zone de pneumonie rouge, semblable à celle décrite par Laulanié (1), puis au centre de ces points une leucocytose extrêmement abondante, les leucocytes entourent les rameaux du mycélium, les hyphés, qu'ils englobent presque complètement. La phagocytose est si abondante qu'en plus des leucocytes il existe de véritables macrophages, amiboïdes, présentant des pseudopodes qui enserrent « comme des fagots » de branches du mycélium. L'origine de ces macrophages n'est pas encore bien établie par Rubert Boyce : il croit qu'il ne s'agit pas de leucocytes, mais bien plutôt d'amibes véritables.

Quoi qu'il en soit, ce cas de pseudo-tuberculose aspergillaire simple et primitive chez l'homme est de la plus haute importance, puisqu'il confirme les recherches faites par les divers auteurs et par nous sur les animaux.

3° Lésions de la pseudo-tuberculose aspergillaire compliquée de tuberculose de Koch

Cette forme de la maladie présentée par nos deux malades a pu être reproduite par nous sur les animaux ; nous avons pour cela fait trois séries d'expériences, en inoculant la tuberculose d'abord, l'Aspergillus ensuite, puis l'Aspergillus d'abord, la tuberculose ensuite, et enfin simultanément la tuberculose et l'Aspergillus.

A. — *Inoculation de la Tuberculose d'abord, de l'Aspergillus ensuite.*

Les essais d'inoculation ont porté sur des cobayes et sur des lapins : les cobayes ont reçu les spores d'Aspergillus de deux façons différentes, dans le péritoine et dans la trachée par inhalation.

(1) Laulanié. *Loc. cit.*

Cobaye XIV

Cobaye mâle, du poids de 307 grammes, ayant reçu le 5 août, dans le péritoine 2 centim. cubes de bouillon contenant des crachats tuberculeux.

Le 17 août, injection dans le péritoine de 1 centim. cube de bouillon contenant des spores d'Aspergillus du malade de la salle Vernois, n° 3.

Le 6 et le 17 septembre, ce cobaye reçoit dans la trachée par inhalation des spores d'Aspergillus venant du même malade.

Le cobaye, tué le 20 septembre, ne pèse plus que 250 grammes.

A l'autopsie, on trouve une rate encore farcie de tubercules, des reins en apparence sains, un foie assez volumineux contenant quelques tubercules miliaires à sa surface et des poumons contenant de très nombreux tubercules. Sur la paroi abdominale existe un abcès du volume d'une noisette, caséeux.

Des cultures de fragment du poumon droit ont donné en 3 jours sur liquide de Raulin de l'Aspergillus Fumigatus ; une culture de la rate est par contre restée négative.

Des coupes du poumon ont été faites par le microtome à congélation : traitées par le picro-carmin de Orth et la méthode de Weigert, elles ont montré quelques rameaux mycéliques en très petit nombre, mais bien visibles et existant surtout au niveau des tubercules : d'autres coupes, traitées par le picro-carmin, puis la fuchsine de Ziehl à l'autoclave à 100° pendant 5 minutes, décolorées par l'acide nitrique, recolorées ensuite par le violet de gentiane et décolorées une seconde fois par l'huile d'aniline, nous ont montré ces mêmes rameaux du mycélium surtout autour des cellules géantes des tubercules, et dans la zone épithéliale de très nombreux bacilles de Koch colorés en rouge.

Cobaye XV

Cobaye femelle du poids de 577 grammes, ayant reçu le 5 août, dans le péritoine 2 centim. cubes de bouillon contenant des crachats tuberculeux.

Le 17, injection dans le péritoine de 1 centim. cube de bouillon contenant des spores d'Aspergillus du malade de la salle Vernois, n° 16.

Le cobaye meurt le lendemain 18 août, à 5 heures du matin, ne pesant plus que 560 grammes.

A l'autopsie, on trouve une péritonite intense, il existe un exsudat sur tous les organes et surtout marqué sur le foie qui est complètement entouré de fausses membranes, il y a adhérence des anses intestinales entre elles, et adhérence de la rate à l'estomac et à la paroi abdominale antérieure. Le péritoine est d'une rougeur intense.

On ne trouve de tubercules ni sur la rate, ni sur le foie, ni sur les poumons.

Des cultures d'un fragment du foie et de l'exsudat péritonéal recueilli aseptiquement avec une pipette stérilisée ont donné sur liquide de Raulin de l'Aspergillus Fumigatus en 6 jours.

Les coupes d'organes n'ont point été faites.

Cobaye XVI

Cobaye mâle du poids de 352 grammes ayant reçu, le 5 août, dans le péritoine 2 centim. cubes de bouillon contenant des crachats tuberculeux.

Le 4 septembre, inhalation dans la trachée de spores d'Aspergillus venant du laboratoire de M. Roux.

Le 12 septembre, nouvelle inhalation de ces spores.

Le cobaye est tué le 22 septembre, ne pesant plus que 270 grammes.

A l'autopsie, on trouve quelques tubercules dans les poumons, trois tubercules sur la face convexe du foie, la rate très augmentée de volume et farcie de tubercules. Il existe de la tuberculose du péritoine et des ganglions de l'aisselle et de l'aine. On ne note pas de tubercules apparents sur les reins.

Une culture du poumon sur liquide de Raulin a donné de l'Aspergillus en 4 jours.

Les coupes du poumon droit faites sur le microtome à congélation, et traitées par le picro-carmin de Orth, la méthode d'Erlich avec fuchsine de Ziehl, puis par la méthode de Weigert, nous ont fait constater de rares fragments de mycélium existant autour des cellules géantes et de nombreux bacilles de Koch disséminés autour de ces cellules dans la zone épithélioïde.

Lapin VII

Lapin femelle du poids de 2,315 gr. inoculé dans le péritoine avec 1 centimètre cube de bouillon contenant des crachats tuberculeux, le 23 août 1892.

Le 1er septembre, le lapin ne pèse plus que 2,265 gr., on lui injecte ce jour-là dans les veines de l'oreille 2 centim. cubes de bouillon contenant une émulsion de spores d'Aspergillus du malade de la salle Vernois, n° 3

Le lapin meurt le 7 septembre, ne pesant plus que 1,900 gr.

A l'autopsie, on trouve un gros abcès caséeux dans la région inguinale gauche. Le poumon gauche a un aspect blanchâtre, il contient quelques tubercules ainsi que le poumon droit qui est rouge et congestionné.

La rate est assez grosse et remplie de tubercules miliaires.

Le foie volumineux ne contient que quelques tubercules. Les reins sont farcis de tubercules de la grosseur d'une tête d'épingle.

Des fragments de rate, du foie, du poumon, des reins ont tous donné en 5 jours sur liquide de Raulin des cultures d'Aspergillus Fumigatus.

Le poumon droit et le rein droit, durcis dans l'alcool à 90°, et inclus dans la celloïdine ont été coupés le 18 septembre. Des coupes des deux organes, traitées par le picro-carmin de Orth et la méthode de Weigert seule, nous ont montré de légers fragments de mycélium avec leucocytose abondante sous forme de traînées de globules blancs, et formation de cellules géantes. La coloration par la fuchsine de Ziehl sur une coupe du poumon nous a montré, de plus, des bacilles de Koch, mais en petite quantité.

LAPIN VIII

Lapin mâle du poids de 2,530 gr., inoculé dans le péritoine le 22 août 1892, avec 1 centim. cube de bouillon contenant des crachats tuberculeux.

L'animal pèse le même poids le 1er septembre, jour où on lui inocule dans les veines de l'oreille 2 centim. cubes de bouillon contenant en émulsion des spores d'Aspergillus du malade de la salle Vernois, n° 16.

Le lapin meurt le 6 septembre, ne pesant plus que 2,320 gr.

A l'autopsie, on trouve quelques rares tubercules disséminés dans les poumons, une grosse rate ne contenant pas de tubercules, le foie volumineux avec de gros tubercules à sa surface, et les reins criblés de tubercules miliaires. Aucune lésion du tube digestif.

Des cultures de foie, de poumon et de rein ont donné de l'Aspergillus Fumigatus sur le liquide de Raulin, après 4 jours à l'étuve.

Le poumon gauche et un morceau du foie ont durci dans l'alcool à 90°, puis ont été inclus dans la celloïdine.

Des coupes des deux organes nous ont montré par la méthode de Weigert des fragments de mycélium très nets ; mais avec coloration par la fuchsine de Ziehl, il ne nous a pas été possible de trouver de bacille de Koch sur ces coupes.

Des 5 animaux ainsi traités, nous pouvons éliminer le cobaye XV, mort de péritonite, peut-être aspergillaire, et dont les organes n'ont pas été examinés ; on voit donc que 3 fois sur 4 nous avons trouvé l'association des deux tuberculoses et avec des lésions qui nous ont paru identiques : il y avait deux agents pathogènes au lieu d'un seul et nous n'avons pas pu saisir leurs rapports intimes avec l'organisme ; notons seulement la mort des lapins en 6 et 7 jours, comme dans l'inoculation simple d'Aspergillus, et sans que rien puisse indiquer une sensibilité plus grande de ces animaux à l'action pathogène du champignon.

B. — *Inoculation de l'Aspergillus d'abord, de la Tuberculose
ensuite.*

Les essais de cette série d'expériences ont porté sur les cobayes, deux ayant reçu de l'Aspergillus dans le péritoine, les quatre autres par inhalation dans la trachée.

Cobaye XVII

Cobaye mâle du poids de 457 grammes, inoculé dans le péritoine avec 2 centim. cubes de bouillon contenant une émulsion de spores d'Aspergillus du malade de la salle Vernois, n° 3, le 6 août 1892.

Le 22 août, inoculation dans le péritoine de 1 centim. cube de bouillon contenant des crachats tuberculeux.

Le cobaye meurt le lendemain 23 août et à l'autopsie on trouve une intégrité-apparente de tous les organes sauf une péritonite intense avec fausses membranes sur le foie.

Des cultures du foie, du rein droit, du poumon gauche et de liquide péritonéal pris aseptiquement avec une pipette stérilisée, sur liquide de Raulin sont restées négatives après 13 jours de séjour à l'étuve.

Les coupes d'organes n'ont pas été faites.

Cobaye XVIII

Cobaye mâle du poids de 440 grammes, inoculé le 6 août dans le péritoine avec 2 centim. cubes de bouillon contenant des spores d'Aspergillus du malade de la salle Vernois, n° 16.

Le 22 août, inoculation dans le péritoine de 1 centim. cube de bouillon contenant des crachats tuberculeux.

Le cobaye meurt le lendemain 23 août.

A l'autopsie, signes nets de péritonite, liquide péritonéal abondant, injection du péritoine, sans lésion apparente des organes.

Un fragment du poumon gauche cultivé sur liquide de Raulin a donné en 6 jours une culture d'Aspergillus Fumigatus, tandis que le liquide péritonéal après 13 jours de séjour à l'étuve n'a rien donné.

Les coupes des organes n'ont pas été faites.

En présence de ces deux insuccès, tenant sans doute aux microbes de suppuration que contenaient les crachats de tuberculeux inoculés à ces animaux, nous nous sommes décidé, pour éviter le retour de ces péritonites, à employer une culture pure de tuberculose ; cette culture faite sur gélose glycérinée et datant de six semaines à peine venait du laboratoire de M. Roux. Les quatre cobayes suivants ont été ainsi inoculés après avoir reçu par inhalation dans la trachée des spores d'Aspergillus.

Cobaye XIX

Cobaye femelle du poids de 279 grammes, ayant reçu par inhalation dans la trachée des spores d'Aspergillus du malade de la salle Vernois, n° 3, le 12 septembre 1892.

Le 14 septembre, le cobaye a reçu dans le péritoine 1 centim. cube de bouillon contenant du bacille de Koch venant du laboratoire de M. Roux.

Le cobaye est tué le 1er octobre, ne pesant plus que 228 grammes.

A l'autopsie, on trouve une chaîne de ganglions mésentériques du volume de gros pois et caséeux, le foie volumineux farci absolument de tubercules très petits, la rate d'un volume presque égal à celui du foie et remplie de tubercules, les reins sains en apparence et quelques tubercules sur les poumons.

Des cultures de morceaux de foie et de poumon ont donné sur liquide de Raulin, en 4 jours, une culture d'Aspergillus Fumigatus.

Le poumon droit a été coupé sur le microtome à congélation ; les coupes ainsi obtenues ont été traitées par le picro-carmin de Orth, puis colorées à la fuchsine de Ziehl à l'autoclave pendant 5 minutes à 100°, décolorées avec l'acide nitrique au 1/3 et enfin traitées par la méthode de Weigert. Nous avons pu voir très nettement à la fois autour des cellules géantes et dans les cellules épithéloïdes des fragments de mycélium et des bacilles de Koch, ces derniers en grande abondance, sans que nous ayons pu noter rien de plus spécial.

Cobaye XX

Cobaye femelle, du poids de 407 gr., ayant reçu par inhalation dans la trachée des spores d'Aspergillus du malade de la salle Vernois, n° 16, le 12 septembre 1892.

Le 14 septembre inoculation dans le péritoine de 1 centim. cube de bouillon contenant des bacilles de Koch venant du laboratoire de M. Roux.

Le 1er octobre le cobaye meurt spontanément ne pesant plus que 270 gr.

A l'autopsie, on trouve une infiltration caséeuse au niveau de la paroi abdominale antérieure, avec adhérence de plusieurs anses de l'intestin grêle au niveau de la piqûre de l'aiguille. Le foie est volumineux farci de tubercules, la rate énorme farcie également de tubercules : dans les poumons il existe quelques petits tubercules à leur surface. Les reins sont sains en apparence.

Des cultures de poumon sur liquide de Raulin ont produit en 4 jours de l'Aspergillus Fumigatus ; un morceau de foie cultivé dans le même liquide n'a pas donné de résultats au bout de 7 jours.

Le poumon gauche a été coupé le jour même sur le microtome à congélation ; les coupes ont été traitées par le picro-carmin de Orth, puis par la fuchsine de Ziehl pendant 5 minutes à l'autoclave à 100°, décolorées ensuite à l'acide nitrique au 1/3, puis traitées enfin par la méthode de Weigert. Il existait manifestement des rameaux mycéliques, en très petit nombre et courts dans les cellules géantes et dans les cellules épithéloïdes plusieurs tubercules mais dans tous on trouvait en abondance le bacille de Koch.

Cobaye XXI

Cobaye femelle du poids de 465 gr.. ayant reçu par inhalation dans la trachée, le 8 et le 12 septembre, des spores d'Aspergillus venant du malade de la salle Vernois, n° 16.

Le 15 septembre on lui injecte dans le péritoine 1 centim. cube de bouillon contenant des bacilles de Koch venant du laboratoire de M. Roux.

Le cobaye est tué le 3 octobre, ne pesant plus que 336 gr.

A l'autopsie on trouve une péritonite tuberculeuse très marquée avec adhérence des anses intestinales entre elles. Le foie, de volume normal, est pâle et rempli de tubercules. La rate, volumineuse, est farcie de tubercules. Le poumon droit est sain, le poumon gauche présente un tubercule sur sa face externe.

Une culture d'un fragment du poumon gauche sur liquide de Raulin a donné de l'Aspergillus Fumigatus en 3 jours. Un morceau de foie ensemencé de la même façon n'avait rien donné au bout de 4 jours.

Le poumon gauche a été coupé sur le microtome à congélation, les coupes ont été traitées par le picro-carmin de Orth, la fuschine de Ziehl à chaud sur la lame, mais sans séjour à l'autoclave comme dans les deux cas précédents, puis l'acide nitrique au 1/3, et enfin par la méthode de Weigert ; il nous a été possible de rencontrer quelques fragments mycéliques au niveau de deux tubercules qui existaient dans l'intérieur du poumon, et des bacilles de Koch en grande quantité, surtout au niveau des cellules géantes.

Cobaye XXII

Cobaye femelle, du poids de 475 grammes, ayant reçu par inhalation dans la trachée des spores d'Aspergillus venant du malade de la salle Vernois, n° 3, les 9 et 12 septembre 1892.

Le 14 septembre, inoculation dans le péritoine de 1 centim. cube de bouillon contenant des bacilles de Koch venant du laboratoire de M. Roux.

Le cobaye, tué le 5 octobre 1892, ne pesait plus que 432 grammes.

A l'autopsie, on trouve le foie présentant avec de nombreux tubercules, des zones d'infiltration tuberculeuse, surtout à sa face inférieure. La rate, très grosse, est criblée de tubercules. Les deux poumons sont remplis de petits tubercules, bien visibles à leur face externe. Il n'existe pas de péritonite tuberculeuse, ni d'adhérences des anses intestinales entre elles, mais seulement un abcès caséeux de la paroi abdominale antérieure au niveau de la piqûre de l'aiguille.

Un fragment du poumon gauche a été cultivé sur liquide de Raulin, il a donné des cultures de champignon au bout de deux jours. Un fragment de foie cultivé dans le même liquide n'a pas donné de résultats.

Les coupes de poumon droit, faites au microtome à congélation et traitées de la même façon que pour le cobaye XXI, nous ont montré les mêmes résultats, c'est-à-dire, des fragments de mycélium associés aux bacilles de Koch dans les tubercules.

Sur ces quatre cobayes nous avons donc pu reproduire une tuberculose mixte ; les tubercules nous ont paru tous produits à la fois et par le bacille de Koch et par l'Aspergillus Fumigatus ; nous avons toujours trouvé les mêmes lésions avec deux agents pathogènes qui nous ont paru marcher parallèlement. Si l'évolution des bacilles au moment où les animaux ont été sacrifiés nous a semblé plus active que celle du champignon, c'est que chez les cobayes que nous avons inoculés, l'Aspergillus se développe avec lenteur, ce qui nous a permis de voir avant leur mort évoluer chez eux la tuberculose de Koch.

C. — *Inoculation simultanée de la Tuberculose et de l'Aspergillus.*

Cette dernière série d'expériences a porté sur deux lapins que nous avons traités par l'injection dans les veines des deux agents pathogènes à la fois.

Lapin IX

Lapin mâle, du poids de 1970 grammes, inoculé dans les veines de l'oreille le 23 septembre avec 8 centim. cubes de bouillon contenant à la fois une émulsion de spores d'Aspergillus du malade de la salle Vernois, n° 16 et de bacilles de Koch venant du laboratoire de M. Roux.

Le lapin meurt le 28 septembre, 5 jours après l'inoculation, ne pesant plus que 1570 grammes.

A l'autopsie, on trouve les reins farcis de tubercules miliaires, les poumons contenant seulement quelques tubercules, la rate saine en apparence; le foie très augmenté de volume présente à sa surface quelques tubercules mais surtout une masse caséeuse de la grosseur d'une noisette sur l'extrémité droite. Il existe quelques tubercules à la surface du gros intestin.

Des cultures de fragments de foie, de rein et de poumon, sur liquide de Raulin ont toutes donné de l'Aspergillus Fumigatus en 8 jours.

Nous avons coupé sur le microtome à congélation des morceaux de foie, du rein gauche et du poumon droit.

Les coupes ont été traitées par le picro-carmin de Orth, et la méthode de Weigert seule ; nous n'avons pas employé la fuchsine de Ziehl, voulant mettre dans cette série d'expériences la propriété du bacille de la tuberculose de prendre le Gram.

Les coupes du poumon nous ont montré des rameaux mycéliques très nombreux autour des tubercules et dans les cellules géantes avec quelques bacilles de Koch à ce niveau : les bacilles n'étaient point très nombreux dans cet organe.

Les coupes de foie ont été plus instructives, les bacilles, d'ailleurs très difficiles à voir, malgré un chauffage de 25 minutes des coupes dans le violet de gentiane, nous ont paru beaucoup plus nombreux que dans le poumon ; ils siégeaient de préférence au voisinage des tubercules et dans leur intérieur surtout aux points où les rameaux mycéliques étaient le plus abondants.

Dans les coupes de rein, les bacilles étaient en petit nombre dans la substance corticale, et nous en avons vu quelques-uns dans les glomérules, tandis que c'est dans cet organe que le développement des spores aspergillaires s'était de préférence fait d'une façon plus active.

Lapin X

Lapin femelle, du poids de 1880 grammes, inoculé dans les veines de l'oreille le 23 septembre avec 1 centim. cube 1/2 de bouillon contenant à la fois des spores d'Aspergillus du malade de la salle Vernois, nº 16 et des bacilles de Koch venant du laboratoire de M. Roux.

Le lapin meurt le 4 octobre, 11 jours après l'inoculation, ne pesant plus que 1015 grammes.

A l'autopsie on trouve les poumons congestionnés dans toute leur étendue et contenant des tubercules miliaires en assez grande abondance. Les reins présentent à leur surface de gros tubercules. La surface du foie est parsemée de gros tubercules et par place il existe dans cet organe de véritables îlots d'infiltration jaunâtre de la grosseur d'un pois. La rate, un peu plus grosse que de coutume contient des tubercules.

Des fragments de foie, de poumon et de rein ont donné sur liquide de Raulin des cultures d'Aspergillus fumigatus en 3 jours.

Le rein droit, le poumon gauche, et un morceau du foie ont été coupés sur le microtome à congélation.

Les coupes du poumon, traitées par le picro-carmin de Orth et la méthode de Weigert nous ont montré au niveau des tubercules, des fragments de mycélium, moins nombreux que sur le lapin IX, mais des bacilles de Koch plus nombreux que sur le poumon de ce lapin : il existait aussi des bacilles épars dans le tissu pulmonaire et sans connexion avec les fragments de mycélium.

Les coupes du foie nous ont montré quelque chose de très intéressant ; en les faisant nous sommes tombé sur deux tubercules de la grosseur d'une lentille, dont le centre était vert foncé : à la loupe nous avons vu qu'il s'agissait manifestement de mycélium très net : nous avons retrouvé ce mycélium à l'examen microscopique, et le centre de la petite caverne située au milieu de chaque masse tuberculeuse en était rempli : le champignon était arrivé jusqu'à fructification et on voyait de nombreuses spores. C'est la seconde fois que nous trouvions cet aspect, que nous n'avions vu jusqu'à présent que dans le poumon du pigeon XIX. Autour de ces deux masses tuberculeuses nous avons vu des bacilles de Koch, mais nous n'en avons point trouvé autour de l'extrémité terminale des rameaux mycéliques.

Les coupes de reins au niveau des tubercules présentaient ce que nous avions trouvé sur le lapin IX, c'est-à-dire une abondance beaucoup plus grande de mycélium que de bacilles, dans les éléments constitutifs des tubercules.

De l'étude de tous ces cas, il résulte pour nous, qu'on peut reproduire expérimentalement les deux tuberculoses, la tuberculose de Koch et la tuberculose aspergillaire, sur le même animal, et que les lésions macroscopiques et microscopiques ne diffèrent pas, qu'il s'agisse de pseudo-tuberculose aspergillaire simple ou mixte. Les deux agents pathogènes se surajoutent pour former des tubercules, mais il n'y a de tubercule spécifique ni de l'Aspergillus ni du bacille ; il existe une lésion, un tubercule, qui dans toutes nos expériences nous a paru mixte, et il nous a semblé que le second agent pathogène, bacille ou Aspergillus, se localisait de préférence sur les points atteints par le premier, en raison peut-être de l'activité organique plus grande qui existe à ce niveau.

CHAPITRE VII

Traitement.

Le traitement de la pseudo-tuberculose aspergillaire dans ses différentes formes ne nous parait guère plus facile que celui de la tuberculose de Koch, avec lequel il offre la plus grande ressemblance. Il n'existe point jusqu'à présent d'agent parasiticide de l'Aspergillus que l'on puisse donner en traitement sans attaquer en même temps l'organisme humain : la résistance des spores est la même aux divers agents dans les organes qu'en dehors de ceux-ci, et puisqu'en somme c'est l'organisme qui se défend d'une façon remarquable contre l'envahissement du champignon, c'est lui qu'il faut mettre en état de résister et c'est lui qu'il faut aider dans cette défense.

La médication de la pseudo-tuberculose aspergillaire nous paraît donc devoir être à la fois symptomatique et générale. Les hémorrhagies du début dans la variété hémorrhagique seront utilement combattues par la révulsion sous toutes ses formes, ventouses, pointes de feu, cautère ; la bronchite de cette période se trouvera souvent calmée par l'emploi de la créosote et de la terpine. Dans un cas de pseudo-asthme, l'iodure associé à l'emploi de la teinture de lobélie nous a donné des améliorations remarquables.

Mais c'est surtout à l'état général qu'il faut s'adresser ; il faut stimuler l'appétit, recourir à la suralimentation avec de la poudre de viande, de la viande crue, des aliments gras, et parmi ceux-ci l'huile de foie de morue qu'il ne faudra pas craindre de donner à la dose de 100 à 150 gr. par jour ; sous cette influence on verra le poids augmenter, l'appétit se réveiller, l'aspect général devenir meilleur.

Enfin, il faut au malade un air pur, qui ne favorise pas le développement des infections secondaires : il lui faudra quitter la ville, s'il y demeure, aller à la campagne, passer l'hiver soit sur les bords de la

Méditerranée soit à Davos et au Canigou dans les climats d'altitude : cette cure d'air nous paraît du plus haut intérêt pour le malade.

Nous pensons qu'avec un traitement semblable appliqué dès le début, la pseudo-tuberculose aspergillaire doive guérir, même quand elle est compliquée de tuberculose vulgaire, puisque cette dernière d'habitude cède souvent à ce traitement.

CONCLUSIONS

Nous pouvons, de ce travail, donner les cnclusions suivantes :

I. — Il existe chez l'homme une pseudo-tuberculose produite par un champignon, l'Aspergillus Fumigatus.

II. — Le champignon peut exister seul ou associé à d'autres agents pathogènes : l'infection qu'il produit peut être primitive ou secondaire et on peut en admettre trois variétés :

a. — Pseudo-tuberculose aspergillaire secondaire à une affection pulmonaire.

b. — Pseudo-tuberculose primitive.

c. — Pseudo-tuberculose aspergillaire mixte, associée au bacille de Koch.

III. — La pseudo-tuberculose aspergillaire secondaire n'a pas encore d'histoire clinique.

IV. — La pseudo-tuberculose primitive et la pseudo-tuberculose aspergillaire mixte associée au bacille de Koch paraissent présenter des symptômes souvent quelque peu différents, parfois à prédominance hémoptoïque, parfois à prédominance dyspnéique (pseudo-asthme).

V. — Ces deux variétés de pseudo-tuberculose aspergillaire se rencontrent chez les gaveurs de pigeons qui aspirent accidentellement les spores d'Aspergillus Fumigatus répandues quelquefois sur la surface des graines.

VI. — Le champignon se cultive bien sur les milieux acidés, surtout sur le liquide de Raulin et sur le moût de bière : il est pathogène pour les animaux ; parmi ceux-ci le pigeon et le lapin sont plus particulièrement sensibles aux inoculations.

VII. — Les lésions des trois variétés de pseudo-tuberculose aspergillaire, que nous avons pu reproduire chez les animaux, consistent essentiellement en des tubercules ; dans les deux premières variétés, le tubercule est produit seulement par l'Aspergillus ; dans la troisième variété, le tubercule est mixte, créé à la fois par le bacille de Koch et l'Aspergillus.

VIII. — Le traitement de la pseudo-tuberculose aspergillaire ne diffère en rien de celui de la tuberculose de Koch.

R. Virchow. — Beiträge zur Lehre von den beim Menschen Vorkem-
menven pflanglichen Parasiten. *Archiv, f. pathol. Anat.*, vol. IX,
p. 557, 1856.

J'ai eu en tout, 4 fois l'occasion d'observer l'envahissement des organes
respiratoires par un Aspergillus, qui me parut être le même dans tous les
cas. Je nommerai donc la maladie Broncho et Pneumomycosis aspergillina.

Quant au champignon, on le trouve tantôt sous forme d'îlot ou de touffes nettement déterminées dans les cavernes pathologiques et les bronches,
tantôt aussi sous forme d'un enduit indéterminé d'une couleur gris verdâtre qui est tantôt claire et verdâtre, tantôt foncée et noirâtre. Les plus
grandes touffes que je trouvai dans les bronches atteignaient 2-3 millim.
en diamètre. Le mycélium est blanchâtre, de peu d'épaisseur. Il s'en élève
des filaments verdâtres du champignon, ce qui est très visible souvent à
la loupe. Au-dessous du mycélium, je trouvai en général une masse, devenant rapidement membraneuse (blanc sale, jaune, brun, noirâtre). Dans
les bronches par contre le mycélium était appliqué sur ce substratum.

Ce champignon a la plus grande analogie avec celui que Delonchamps
décrivit et dessina pour le canard eider, mais il n'est pas aussi vert. Les
observations de Müller et Retzius concordent aussi assez bien avec
cette observation du champignon sur l'homme.

Les cas que j'observai sont remarquables par un beaucoup plus fort
développement du feutre mycélique. Observé à un grossissement de
800 diamètres, ce mycélium se trouvait composé de filaments épais de 3,
4, 5 ou 6 µ. Les plus fins de ces derniers ne paraissaient pas cloisonnés
et avaient un contour simple. Les plus gros, par contre, possédaient des
cloisons surtout visibles dans l'alcool et une membrane évidentes. Ils
étaient plus ou moins branchus à leur extrémité. Le contenu de ces hyphés
était clair et homogène rarement granuleux à leur extrémité. La potasse
caustique faisait fortement pâlir les filaments sans les détruire.

Les branches (ramifications) mycéliques étaient assez abondantes surtout à l'extrémité des filaments vigoureux. Elles étaient généralement
alternes et s'en détachaient par groupes sous un angle aigu et formaient
des fascicules en bouquet dans les dernières ramifications des branches,
dont se détachaient les articles terminaux arrondis (gemmes). Les gonidiophores (Fruchtfaelen) sont orthotropes ; les plus longs que je trouvai

dans le poumon mesuraient 0,15 millim., dans les bronches, 0,5-1 millim.
Leur épaisseur était très variable 5, 9 à 12 μ, elle augmentait peu à peu
vers le sommet qui était renflé en massue (le réceptacle). Ce dernier était
souvent moins haut que large (12-15×20 μ). Je remarquai dans plusieurs
une ligne convexe comme s'il y existait une cloison. (C'était certainement
le protoplasme plasmolysé). Les spores sont très sèches, s'humectent dif-
ficilement. Elles sont sphériques ou un peu ovales, parfaitement lisses. On
les trouve souvent réunies par 3 ou 4. Les basides n'occupent que les 3/4
ou les 4/5 de la surface du réceptacle qu'elles laissent nu à sa partie inférieure ; elles se relevaient en se pressant les unes contre les autres. Je
trouvai dans la projection horizontale de ce réceptacle jusqu'à 24 basidies.
La coloration caractéristique s'étendait à tout ce qui avait rapport avec la
fructification, par conséquent aussi au réceptacle dont la partie supérieure
était d'une couleur brun verdâtre foncé. Les spores isolées paraissent
presque incolores. Les champignons observés par Mayer et Pacini
comme produisant l'otomycos aspergillaire sont des Aspergillus qui peuvent
facilement avoir appartenu à notre espèce. Mais comme pour l'observation
de Rüchenmeister, on ne peut pas s'en assurer. Quant au tableau pathologique, il se trouva très constant. A l'exception d'un cas, la maladie était
toujours une destruction (inflammation, ramollissement) des poumons.
Pluyter parle même simplement d'une inflammation pulmonaire. Dans
le cas de Heidelberg, il s'agissait d'un cancer ulcéreux des poumons et
dans les trois cas que j'observai d'une pneumonie gangréneuse chronique.
Les troubles pathologiques étaient les moins accentués dans le cas de
bronchomycose que j'observai.

1er cas. — Il s'agissait d'une jeune personne (16 ans) qui fut autopsiée
le 31 octobre 1854. On trouva plusieurs grosses touffes de moisissure dans
les bronches, tandis que les poumons étaient parfaitement sains. L'affection principale était une énorme dysenterie qui s'étendait sur une longueur
de plus de 2 pieds au-dessus de la valvule iléo-cæcale, dans l'intestin
grêle. Le gros intestin était enflé sur toute son étendue, ses parois bleu
rouge et noirâtres et parsemées de plaques pseudo-membraneuses. Les
glandes folliculaires étaient enflées sur une grande étendue, dures, rou-
geâtres, caséeuses à l'intérieur. État menstruel récent ; catarrhe, ecchy-
moses du cœur et sang fibrineux. L'autopsie eut lieu 36 heures après la
mort. Le cadavre ne présentait pas du tout des phénomènes de putréfaction avancée.

2e et 3e cas. — J'ai constaté le premier cas de moisissure des poumons
en 1851, en faisant l'autopsie d'un individu mort d'une inflammation pulmonaire et d'emphysème. Le second cas était un homme de 47 ans mort
d'une sténose stomacale complète avec induration cancéreuse. Corps très
amaigri, putréfaction peu avancée.

4e Cas. — Femme de 77 ans, traitée pendant longtemps pour un catarrhe
chronique, et qui mourut d'une pneumonie. Cette dernière parut bénigne,
mais la malade devint si faible qu'elle mourut 14 jours après.

Dans tous ces cas l'affection pulmonaire était passablement égale. Tandis qu'en général les phénomènes accompagnant une simple bronchite chronique sont accompagnés d'emphysème faible, on trouve, lorsque celle-ci est déterminée par des champignons, des places assez grosses, atélectasiques composées de grains cellulaires (Rötuchenzellen) et de grains sphériques, tachées de points blanchâtres. En plusieurs points se montraient des épaississements lobulaires plus ou moins grands. Ces derniers se trouvaient généralement dans les parties antérieure et extérieure des lobes supérieur et inférieur du poumon.

Le champignon était quelquefois localisé à un seul lobule, mais en général il affectait tout un groupe de lobules et formait comme une véritable infiltration pulmonaire. On remarquait déjà celle-ci extérieurement à son poids, à sa rudesse, à sa couleur plus rouge et enfin parce qu'elle était saillante. Les coupes n'avaient dans aucun cas l'aspect d'une inflammation pulmonaire ordinaire, bien que toutes les fois on pouvait constater des phénomènes nécrotiques du tissu englobé. Dans le second cas surtout je trouvai dans l'angle compris entre les bords inférieur et antérieur du lobe droit, sous la plèvre nécrosée, une cavité, qui était remplie d'un liquide gris, un peu filant, dans lequel se trouvait un gros morceau de tissu pulmonaire nécrosé. Cette nécrose et ce ramollissement ne présentaient aucune odeur, par conséquent il ne s'agissait pas de la gangrène ordinaire des poumons, mais de ce que l'on a appelé inflammation sans odeur, semblable à la carie des os, etc.

Quant à l'action des champignons, il paraît indubitable qu'ils constituent une affection secondaire, parce que chaque fois j'ai trouvé une certaine quantité de foyers lobulaires dans lesquels il n'existait aucun champignon, bien que leurs caractères soient identiques avec ceux qui contenaient des champignons. Dans le dernier cas seulement, je trouvai dans une caverne un corps ovale, brun noir (2-3 millim.) qui était composé de mycélium, qui peut avoir éventuellement une signification. Dans d'autres cas je ne vis rien de semblable ; même dans les bronches qui aboutissaient aux cavernes, je ne vis qu'un mucus blanchâtre, l'épithélium vibratile, des cellules du pus et des cellules globulaires. Les alvéoles étaient infiltrées et leur contenu d'un jaune intense. Il ne peut y avoir de doute que l'hémorrhagie des poumons ait fourni un sol convenable à la formation des champignons. Les champignons s'établissent dans les cavernes produites par l'expectoration des matériaux nécrotiques et y forment une moisissure épaisse.

Cependant le premier cas montre positivement que les cavernes ne sont pas nécessaires. L'infiltration pneumonique se trouvait sous la plèvre très épaissie sur toute la surface du lobe pulmonaire supérieur et pénétrait même profondément dans le parenchyme. On remarquait dans ce dernier quelques foyers plus fortement malades. Le premier de ces foyers pénétrait comme un coin dans l'intérieur du tissu, et montrait dans son intérieur une substance de couleur indécise, molle et en décomposition autour de laquelle se trouvait une zone d'infiltration plus sèche, blanc grisâtre ou vert blanchâtre et plus grossièrement grenue, constituée par des feutres mycéliques de l'Aspergillus. Ce dernier aspect s'observait aussi à la périphérie et çà et là dans la partie inférieure du poumon. Il se serait probablement produit une caverne en peu de temps dans le plus grand foyer. Le point de départ des champignons semble être des champignons plus petits.

La pneumomycose est donc une maladie spéciale, bien qu'elle soit souvent accompagnée de pneumonie lobulaire, qui lui prépare le terrain.

OBSERVATION IX

COHNHEIM. *Virchow's Archiv*, 1865, p. 157.

L'auteur décrit un cas de pneumonie produite par des sarcines, et un autre de pneumomycose produite par un champignon inconnu. Il s'est agi d'un forgeron de 56 ans mort le 25 février 1865. Huit semaines avant sa mort il était tombé malade d'un phlegmon du genou. Le malade mourut en présentant les symptômes septicémiques. Dans le poumon droit, du reste parfaitement intact, on trouve dans la partie postérieure de l'incisure interlobulaire de la plèvre du lobe supérieur, une place gris jaunâtre dure, grosse comme un « sechser » sous laquelle se trouvait un tubercule gros comme une noisette, nettement délimité. Il était dur, blanc jaunâtre et parsemé de taches et de lignes qui se montraient aussi dans le parenchyme pulmonaire. Sous le microscope, il était composé de mycélium rameux feutré qui poussait dans les alvéoles, et ne put pas être déterminé. Les branches environnantes étaient complètement libres de mycélium et les vaisseaux sanguins normaux.

OBSERVATION X

DUSCH et **PAGENSTECHER** (Heidelberg). Fall von Pneumomycosis (Aspergillus pulmonum hominis). *Virchow's Archiv*, vol. XI, p. 561.

Chez une femme de 69 ans, morte d'une tuberculose des poumons et de l'appareil génital, on trouva à proximité du bord antérieur du lobe pulmonaire droit, un foyer d'inflammation situé immédiatement sous la plèvre, à travers laquelle il pouvait être senti. La caverne était remplie en majeure partie par un liquide brun semblable à du purin, mais inodore; elle ne communiquait pas avec les bronches. La partie supérieure des parois de cette caverne, qui n'était pas baignée par le liquide, montrait en un point une petite touffe veloutée, verdâtre, qui se trouva être un champignon identique à celui que trouva Hasse, aussi dans cette même clinique de Heidelberg, dans les poumons de l'homme et qui fut décrit par Welcher (voy. Kuchenmeister's Parasiten, II, p. 144). Les résultats de nos recherches ne donnèrent que peu de faits différents de ceux de Virchow et Friedreich.

Le mycélium, qui en certains endroits formait une pellicule facile à enlever, enlaçait dans d'autres intimement les fibres élastiques du tissu pulmonaire en décomposition.

Dans le microscope les filaments étaient incolores, épais de 2·6 μ, très ramifiés, souvent indistinctement ceptés et verruqueux. Ils formaient tantôt des touffes élégantes, tantôt des masses feutrées et étendues et ne se décomposaient que rarement en articles courts. Leur longueur atteignait souvent à 0,15 millim. La couleur verte paraît appartenir plutôt aux spordies.

Il décrit ensuite le champignon et en donne une gravure sur bois qui se rapporte tout à fait au Fumigatus, je ne relève ici que le nouveau : sa figure représente des gonidiophores en partie rameux et de dimensions très différentes. Le réceptacle mesure selon lui 17 × 13 μ (sans basides). La hauteur de la calotte recouverte de basidies = 10 μ. Les basides ont 8-6 μ long. × 1 μ d'épaisseur. Les spores qui sont un peu plus claires que les gonidiophores ont de 2-3 μ, rondes ou légèrement ovales, conservent la forme ovale en germant.

Quant à ce cas de maladie, nous ajouterons que la malade avait, outre une tuberculose de tout l'épithélium de l'utérus, du vagin, des trompes et des ovaires, encore une tuberculose de la vessie surtout dans la région du trigonum du col de la vessie. Ce dernier communiquait avec le vagin par une ouverture ulcéreuse (l'épithélium) où l'on avait placé une fistule. Les environs de ce méat étaient jaunâtres et épaissis. Les deux uretères, surtout le droit, étaient très dilatés, leurs parois (par conséquent) minces. Les deux bassins rénaux très enflés et remplis d'urine. La substance glanduleuse du rein droit était amincie jusqu'à environ une ligne d'épaisseur du rein gauche, comme aussi dans la substance même se trouvait un abcès tuberculeux. Dans la substance du rein et à sa surface étaient répandus des grains tuberculeux jaunâtres. Les deux reins étaient soudés intimoment à la capsule rénale. Perihepatitis ancien autour du foie, qui était gros et veiné « (Muskatunssleber) ». Perilienitis ancienne, rate par conséquent soudée au diaphragme, dépourvue de tubercules. Poumons tous deux volumineux, leur plèvre recouverte de toute part par un exsudat filamenteux.

A gauche, tubercules miliaires frais, répandus au reste d'une manière égale dans les deux lobes pulmonaires. Hypérémies locales considérables et œdème aigu. Emphysème moyen ; au sommet tuberculose bénigne.

A droite, mêmes phénomènes, sauf en plus, la caverne indiquée, qui se trouvait immédiatement au-dessous de la plèvre au travers de laquelle on l'apercevait comme une tache nettement délimitée, jaunâtre, fluctueuse. Le liquide n'avait aucune odeur gangréneuse. Les parois de la caverne étaient formées par un tissu épaissi. Elle ne communiquait pas autant qu'on pouvait voir avec aucun canal bronchique. Le tissu des parois de la caverne était brun noir, nécrosé, humide, sec seulement à l'endroit où croissait la moisissure. Dans ce même poumon, on trouva dans une branche de second ordre de l'artère pulmonaire un thrombus obturant frais, qui se divisait en deux et pénétrait jusque dans les branches fines de celle-ci. Il était assez tendre, rouge foncé, moyennement adhérent aux parois de l'artère, qui contenait à sa bifurcation un coagulum ancien. Ce dernier était intimement soudé au thrombus. Dans le système veineux on ne trouve nulle part de thrombus, pas plus que dans le cœur, qui était adipeux, petit. On peut cependant admettre pour celle-ci une embolie, vu l'état des organes du petit bassin et le marasme prolongé du malade, puisque l'on sait depuis Virchow qu'elles se produisent très facilement dans ces conditions.

Le thrombus ne se dirigeait pas vers la caverne et l'on ne peut guère admettre qu'elle ait été une suite de thrombose. Au contraire sa position superficielle fait supposer qu'elle était suite d'embolie et d'infiltrations d'hémorrhagie pulmonaire.

Notre cas ne diffère guère de ceux observés jusqu'ici. Dans celui de Hasse où l'un ne nous était présent, il s'agissait aussi d'une décomposition semblable à du purin de plusieurs foyers métastatiques du poumon droit, qui s'était produite à côté d'un cancer hépatique et pulmonaire secondaire, dépourvu de son odeur ordinaire. Dans notre cas, nous observâmes par contre une tuberculose pulmonaire à côté de la pneumomycose avec laquelle elle n'avait vraisemblablement rien à faire, sinon qu'elle lui avait préparé le terrain.

Relevons enfin que la moisissure n'a poussé que dans un endroit sec et que dans les cas de Virchow, Friedreich, Hasse et le nôtre, il ne se développa aucune odeur nécrotique. Ayant cultivé à la température ordinaire un morceau de poumon sur lequel croissait cet Aspergillus, il ne produisit pas de nouveaux gonidiophores.

OBSERVATION XI

FRIEDREICH. — Sur un cas de Pneumomycose aspergillaire. *Virchow's Archiv*, 1856, t. X, p. 510.

Il s'agit d'une femme morte d'une affection pulmonaire chronique qui dura plusieurs mois. Elle eut à plusieurs reprises des pneumonies du côté droit et une pleurésie avec épanchement qui amenèrent un amoindrissement de volume du thorax de ce côté. Plus tard apparurent une bronchite, de la dyspnée, des hydropisies, de la pâleur du visage et du pouls veineux très fort à la jugulaire droite. Quand je vis la malade je constatai une dilatation cardiaque et un anasarque très avancé des extrémités inférieures, accompagné d'ascite. L'auscultation des poumons montra des deux côtés, surtout à gauche derrière, des râles prononcés. Crachats épais purulents. Dans la dernière semaine d'août, l'hydropisie augmenta et la fièvre parut.

Les crachats devinrent plus abondants et mélangés de particules rouge foncé ou sales mais n'ayant aucune odeur. A peu près en même temps le bras droit fut pris subitement d'un œdème qui fut accompagné de la disparition du pouls veineux du cou, ce qui permet d'en déduire une obturation thrombosique du tronc brachio-céphalique droit, ce qui parut être confirmé par l'induration légère du cou au côté droit.

Quant au résultat de l'autopsie, il est moins important et moins complet que celui de Virchow. Il trouva en plus de Virchow des sortes de gemmes, qui ne sont probablement autre chose que des gonidiophores monstrueux.

La malade était d'une famille scrofuleuse et assez misérable.

Autopsie. — Cirrhose hépatique assez avancée, que l'on ne pouvait guère reconnaître pendant son vivant.

Veines du cou droites et la subclavia dextra totalement oblitérées jusque dans le tronc brachio-céphalique d'un thrombus assez sec, friable. Les bords de la mitrale légèrement épaissis. Endocarde du ventricule gauche très épaissi, blanchâtre. Poumon blanchâtre, attaché très fortement ainsi que la plèvre, qui était fort épaissie, à la paroi postérieure de la cage thoracique. Bronches des deux côtés affectées d'une bronchite aiguë. Parenchyme hyperhémique et œdématié. Surface postérieure et latérale du lobe pulmonaire droit avec des places grosses comme des noix, apparaissant noires, vues à travers la plèvre. Sur la coupe elles se trouvaient être des cavernes munies de parois irrégulièrement déchirées, qui étaient en partie remplies par un liquide épais, brun noir, sans odeur. Ce liquide tenait en suspension des lambeaux nécrotiques brun rouge. Les cavernes étaient entourées d'abord d'une ligne purulente puis d'une infiltration pneumonique rouge qui se perdait en dehors dans le tissu. Les branches afférentes de l'artère pulmonaire étaient bouchées d'un thrombus semblable à celui des veines du cou. L'examen microscopique des parois des cavernes se trouva être parfaitement identique à ceux du cas de Virchow. Je trouvai en plus des hyphés cloisonnés et renflés avant les cloisons. Je ne trouvai pas de champignons dans les bronches. Ce cas paraît donc avoir une grande analogie avec ceux déjà connus de moisissures des poumons, puisqu'un foyer ulcéreux lobulaire, qui provenait très probablement d'infiltrations hémorrhagiques, paraît avoir fourni le milieu convenable pour la végétation mycosique.

La première affection paraît avoir été la thrombose du côté droit du cou et de la veine de l'aisselle, qui détermina l'obturation embolique de l'artère pulmonaire et la formation des foyers d'inflammation pulmonaire. L'embolie des veines du cou est apparue en même temps que les crachats sanguins. Si l'on considère que l'hémoptysie ne paraît qu'à la fin de la vie et qu'il fallait bien quelques jours pour la résorption des masses fongueuses des cavernes, on peut en déduire que le champignon se développe très rapidement. Malheureusement on négligea l'analyse des crachats pendant la vie de la malade.

Observation XII (résumée).

Osler, W. — Aspergillus from the Lung. *Transactions of the patholog. Soc. of Philadelphie*, t. XII.

Il s'agit d'une femme de 29 ans qui depuis l'âge de 17 ans expectorait des masses grises, molles, duveteuses, du volume d'un haricot, constituées par du mycélium et des spores dues très probablement à l'Aspergillus Fumigatus. Il n'y avait aucun mélange de tissu pulmonaire.

Observation XIII (résumée).

Popoff. — Ein Fall von mycosis aspergillina broncho-pneumonica. Varsovie, 1887. *Baumgarten's Jahresb.*, III, 316.

Il s'agit d'une femme de 21 ans, ayant des antécédents tuberculeux et présentant les symptômes d'un asthme bronchique. Les crachats ne contenaient pas de bacilles, mais on y trouvait en abondance des moules bronchiques avec du mycélium et des fructifications d'un champignon que l'examen microscopique et les cultures firent reconnaître pour l'Aspergillus Fumigatus.

L'examen des crachats montrait qu'au moins par places la mycose envahissait le parenchyme du poumon.

Observation XIV

Rubert Boyce. — Remarque sur un cas de pneumomycose aspergillaire. *The Journal of Pathology and Bacteriology*. Londres, octobre 1892, p. 165.

Les détails de l'observation sont courts et sans intérêt. La cause de la mort était une maladie du cœur; il n'y avait point de désordre pulmonaire saillant, et la seule raison pour laquelle on avait gardé le sommet du poumon dans l'alcool, c'est qu'il présentait quelques petites dilatations bronchiques irrégulières dans lesquelles on voyait disséminés de petits corps blancs du volume d'une tête d'épingle, qu'on avait pris à tort pour des tubercules calcifiés. J'eus l'occasion d'examiner ce poumon, et des coupes me révélèrent exactement la nature mycosique de l'affection.

Le tissu du poumon est bien conservé par l'alcool; il existe de petits orifices que l'on peut suivre jusqu'aux bronches dilatées. Celles-ci sont revêtues et parfois obstruées d'une matière brun noirâtre qui est remplacée par endroits par des points blancs qui se détachent des parois. Ces points blanc jaunâtre se retrouvent dans la zone du tissu pulmonaire rouge qui entoure les cavités. Des pr[é]parations de la matière brun noirâtre montrent de nombreux conidif[ères] : les spores sont détachées de la basidie qui leur donne naissance par [segm]entation : chaque basidie ne donne naissance qu'à une rangée de [spore]s, les rameaux infertiles sont beaucoup plus délicats que les conidifères et sont cloisonnés et ramifiés. Les rameaux fertiles sont plus épais, cloisonnés et brunâtres. Sur des préparations, les petits points blancs durs qui se détachent des parois des cavités apparaissent composés d'hyphés un peu plus épais que ceux décrits précédemment. Il n'y a aucune calcification.

L'examen microscopique des coupes du poumon montre que les parois des cavités irrégulières sont formées de tissu pulmonaire entrelacé d'hyphés qui par leur base donnent naissance à des conidifères pigmentés, et par leur sommet émettent des hyphés qui se ramifient au loin dans les parois des alvéoles. Parfois le processus d'enchevêtrement était si considérable qu'il existait comme un pseudo-parenchyme. Les deux zones ainsi formées peuvent être détachées l'une de l'autre.

Quant à la structure des pseudo-tubercules dans le tissu hépatisé, ils ont le plus souvent sur la coupe un aspect très caractéristique. Ils sont formés de zones alternantes d'hyphés plus denses et moins denses. Leur contenu général est réniforme ; les fibres pénètrent en rameaux peu nombreux dans le hile, et alors s'y ramifient, s'intriquant entre elles pour ressembler à un éventail épais. Il y a une ressemblance frappante entre cet aspect et celui donné par Böstrom de l'Actinomycose.

Les petits nodules ont une apparence bien différente : j'en ai vu un prendre naissance sur la paroi d'un alvéole provenant probablement d'une spore et qui se présente sous l'aspect d'une grosse mûre. Cette apparence a été rapprochée par Paltauf, Lichteim et les autres de celle que présente l'Actinomycose. Les hyphés qui composent ces petits nodules sont très irréguliers et ils sont plus épais que ceux qu'on trouve dans les grands feutrages mycéliques, de plus, il n'y a pas de septa. Un examen attentif de chaque espèce d'hyphé montre que généralement les parois sont épaissies et que ces hyphés sont enrobés dans une substance amorphe.

La réaction du tissu environnant est très marquée. La zone de pneumonie rouge qui s'étend à une distance considérable du fongus est formée d'alvéoles remplis de dépôts corpusculaires fibrineux et granuleux. Près du centre du mal, le tissu pulmonaire contient des débris nécrotiques dans lesquels on peut reconnaître des granulations de chromatine et des leucocytes fragmentés. En même temps les macrophages deviennent de plus en plus abondants quand on se rapproche des foyers aspergillaires ; ils sont surtout nombreux entre les hyphés qu'ils entourent complètement. La dimension des macrophages est variable : parfois ils ne sont guère plus grands que des leucocytes ; parfois au contraire, ils forment de grandes masses protoplasmiques qui englobent « comme un fagot » d'hyphés. Ils se colorent mal, et c'est à peine si les substances qui colorent bien les noyaux les rendent visibles. Leur substance celluleuse prend une couleur jaune caractéristique et un contour amiboïde, les pseudopodes peuvent être longs ou courts, et ils ont souvent un aspect « comme du gazon » qui contraste avec l'apparence claire du reste de la cellule. Leur apparence et

leur nombre m'ont amené à penser que c'étaient des amibes parasites.
Quant à leur origine, je ne puis dire grand'chose : par les matières colo-
rantes il m'a été impossible de me convaincre de leur origine leucocytique.
Dans toutes les coupes, il existe un petit vaisseau thrombosé et l'examen
fait voir que la paroi du vaisseau est infiltrée par les hyphés et que beaucoup d'entre eux pénètrent dans le thrombus ; il est probable que ces
hyphés étaient la cause du caillot ; une thrombose semblable a été observée
par d'autres auteurs.

En résumé, l'Aspergillus Fumigatus peut former de petites masses dis-
tinctes, blanchâtres, sphériques, prenant naissance sur les parois des
cavités. Il peut prendre une disposition en éventail, composé de couches
alternantes, ou une forme radiée, les hyphés se disposant comme les rayons
d'une roue. La dimension des hyphés est variable. Il peut exister un
pseudo-parenchyme et les hyphés peuvent être englobés dans une substance amorphe. Ces fructifications peuvent subir une involution alternante.

BIBLIOGRAPHIE

De Bary. — *Morphologie und Physiologie der Pilze*, 1883.

Baumgarten et **Müller**. — Versuche ueber accomodative Züchtung von Schimmelpilzen. *Berliner klin. Wochensch. Jahresb.*, XVII, p. 306.

Boyce (Rubert). — Remarque sur un cas de Pneumomycose aspergillaire. *The Journal of Pathology and Bacteriology*, Londres, octobre 1892, p. 165.

Brühl. — Des pseudo-tuberculoses parasitaires. *Archives de médecine*, janvier 1891.

Cohnheim. — Deux cas de mycose des poumons. *Virchow's Archiv*, 1865, t. XXIII, p. 167.

Costantin. — *Les Mucédinées simples*. Paris, 1888.

Dieulafoy, Chantemesse et **Widal**. — Communication au congrès de Berlin, août 1890. *Gaz. des hôpitaux*, 1890, p. 821.

Dubreuilh. — Les moisissures pathogènes de l homme. *Arch. de médecine expérim.* 1891, p. 428 et 566.

Dusch et **Pagenstecher**. — Fall von Pneumomycosis. *Virchow's Archiv*, t. XI, p. 561.

Friedreich. — Fall von Pneumomycosis aspergillius. *Virchow's Archiv*, 1856, t. X, p. 510.

Fürbringer. — Beobachtung ueber Lungen mycose beim Menschen. *Virchow's Archiv*, 1876, vol. LXVI.

Grawitz. — Ueber Schimmelvegetationen in thierischen Organisms. *Virchow's Archiv.* t. LXXI, p. 155. — Recherches sur la végétation des champignons des moisissures dans l'organisme des animaux. *Revue de méd.*, juillet 1882. *Berliner klin. Wochensch.*, 1882, n° 14.

Kaufmann. — Recherches sur l'infection produite par l'Aspergillus Glaucus. *Lyon médical*, 1882, n°° 4 et 10.

Koch. — Entgegnung auf den Vortrag. v. D' Grawitz ueber die Anpassungthiere der Schimmelpilze *Berliner klinische Wochensch.*, 1881, n° 52.

Laulanié. — Sur quelques affections parasitaires du poumon et leur rapport avec la tuberculose. *Archives de physiologie*, 1884, p. 486.

Lichteim. — Ueber pathogene Schimmelpilze I. Die Aspergillus mycosen. *Berlin. klin. Wochensch.*, 1882, n°° 9, 10.

Osler. — Aspergillus from the Lung. *Transactions of the patholog. Soc. of. Philadelphie*, t. XII.

Popoff. — Ein Fall von mycosis Aspergillina bronchopneumonica. Varsovie, 1887. *Baumgarten's Jahresb.*, III, p. 316.

Potain — Un cas de tuberculose aspergillaire. *Union médicale*, 1891, n° 38, p. 449.

Ribbert. — *Der Untergang pathogener Schimmelpilze im Körper*. Bonn, 1887, p. 4, 23, 38, 66.

Roeckl. — Pneumomycosis. *Zeitschr. f. Thiermed.*, 1884.

Virchow. — Beitrage zur Lehre von den beim menschen Vorkammenvenpflanglichen Parasiten. *Virchow's Archiv*, vol. IX, 1850, p. 557.

TABLE DES MATIÈRES

IMPRIMERIE LEMALE ET Cie, HAVRE

PLANCHE I

Fig. 1. — Poumon gauche d'un pigeon mort de Tuberculose aspergillaire spontanée (pigeon XXIV).

Fig. 2. — Fragment de foie d'un pigeon mort de Tuberculose aspergillaire expérimentale (pigeon VIII, inoculé dans la veine axillaire et mort en 2 jours). Les tubercules très petits sont surtout bien visibles à la loupe.

Fig. 3. — Rein droit d'un lapin mort de Tuberculose aspergillaire expérimentale (lapin III inoculé dans les veines de l'oreille et mort en 7 jours).

Fig. 4. — Cette série de figures montre le développement de l'Aspergillus Fumigatus que nous avons pu suivre de 2 heures en 2 heures sur gouttes pendantes en cellule sur liquide de Raulin et mises à l'étuve à 24°. — Les figures sont demi-schématiques : l'examen a été fait avec l'objectif 1/12 de Leitz (oculaire 1). Spores d'Aspergillus au moment de leur ensemencement.

Fig. 5. — Les spores examinées 2 heures après : quelques-unes commencent à augmenter de volume et leur protoplasma devient manifestement granuleux.

Fig. 6. — Les spores, examinées 4 heures après l'ensemencement, poussent déjà un petit prolongement, ébauche du mycélium.

Fig. 7. — Six heures après l'ensemencement, ce mycélium devient plus net et commence lui-même à se diviser.

Fig. 8. — Deux heures plus tard le mycélium se divise en segments nettement cloisonnés.

Fig. 9. — Six heures plus tard, c'est-à-dire 14 heures après l'ensemencement, un des hyphes mycéliaux s'est dressé perpendiculairement aux autres, s'est renflé en massue à son sommet, et a formé la tête sporifère sur laquelle se sont formées de petites saillies ou stérigmates.

Fig. 10. — Dix-sept heures après l'ensemencement ces stérigmates à leur partie terminale se sont différenciés, et de cette différenciation résulte la formation de petites sphères protoplasmiques, origine des spores.

Fig. 11. — Vingt-deux heures après l'ensemencement, ces spores sont nettement formées et prêtes à être mises en liberté : on remarquera que cette formation a lieu au dépens de la partie terminale seule des stérigmates, et que les stérigmates dans cette partie terminale présentent une sorte d'axe infertile, garni d'encoches de chaque côté : chaque encoche loge une spore, et à cette période du développement il suffit du moindre choc pour que les spores se détachent, comme cela est bien marqué sur les stérigmates supérieurs de la figure 11. Le développement complet d'une spore d'Aspergillus a donc été de 22 heures.

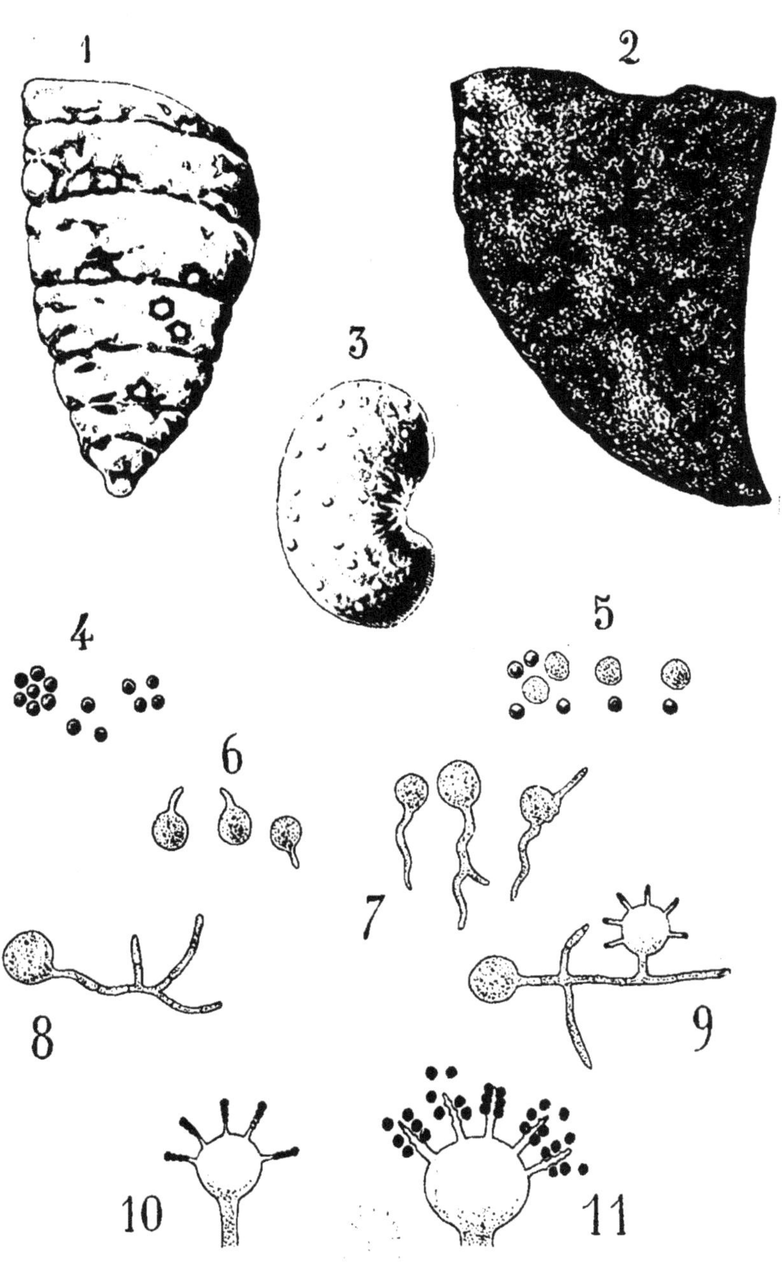

1
2
3
4
5
6
7
8
9
10
11

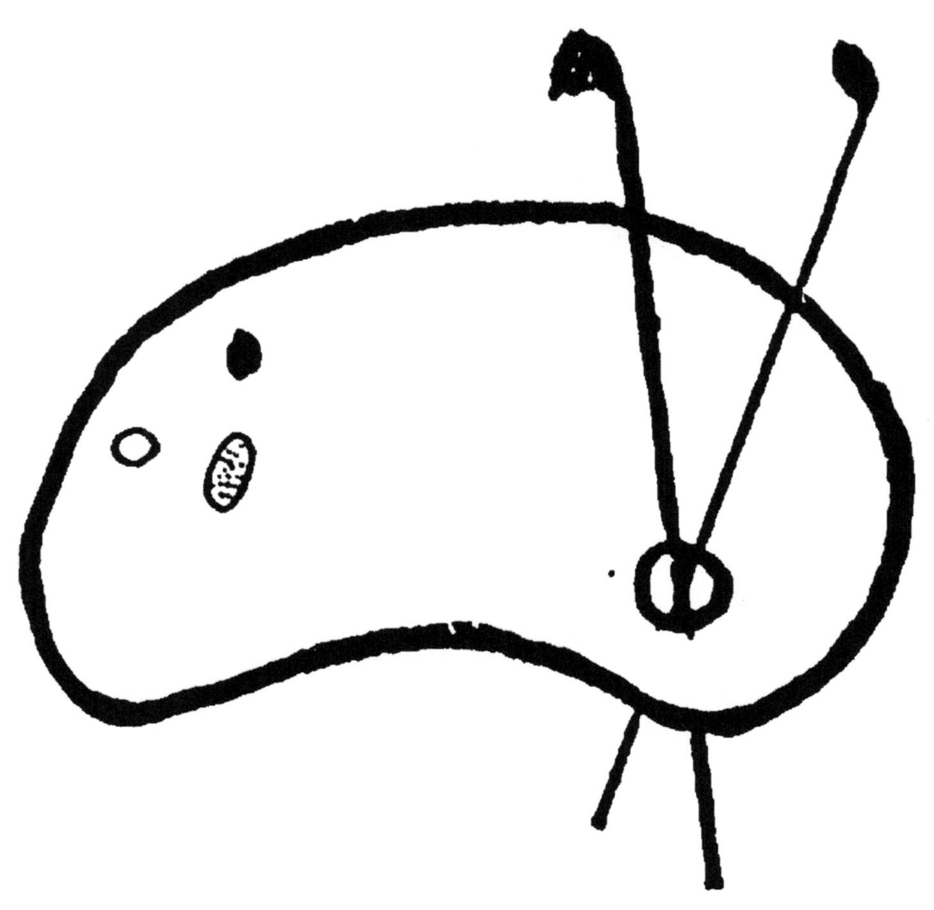
ORIGINAL EN COULEUR
NF Z 43-120-8

PLANCHE II

Fig. 12. — Coupe de foie de pigeon (pigeon IV mort de Tuberculose aspergillaire expérimentale par inoculation dans la veine axillaire).

La coupe a été colorée au picro-carmin de Orth et traitée par la méthode de Weigert. Les rameaux mycéliques colorés au bleu violet sont entourées par les cellules hépatiques colorées en rouge et très abondantes à leur niveau (objectif 7 de Leitz, oculaire 1).

Fig. 13. — Coupe de poumon de lapin (lapin VI, mort en 2 mois 1/2 de Tuberculose aspergillaire expérimentale par inoculation dans les veines de l'oreille).

On voit deux touffes de mycélium faisant saillie dans deux alvéoles : cet aspect, assez rare, ressemblant à première vue à celui de l'Actynomycose, nous paraît devoir être rapproché de celui des corps radiés décrits par Ribbert chez les animaux et de celui de ces corps mûriformes trouvés chez l'homme par Rubert Boyce.

Fig. 14. — Culture d'Aspergillus Fumigatus sur gélose au liquide de Raulin (couleur brune).

Fig. 15. — Culture d'Aspergillus Fumigatus sur gélose ordinaire (couleur légèrement noirâtre).

Fig. 16. — Culture d'Aspergillus Fumigatus sur gélose au moût de bière (couleur vert foncé).

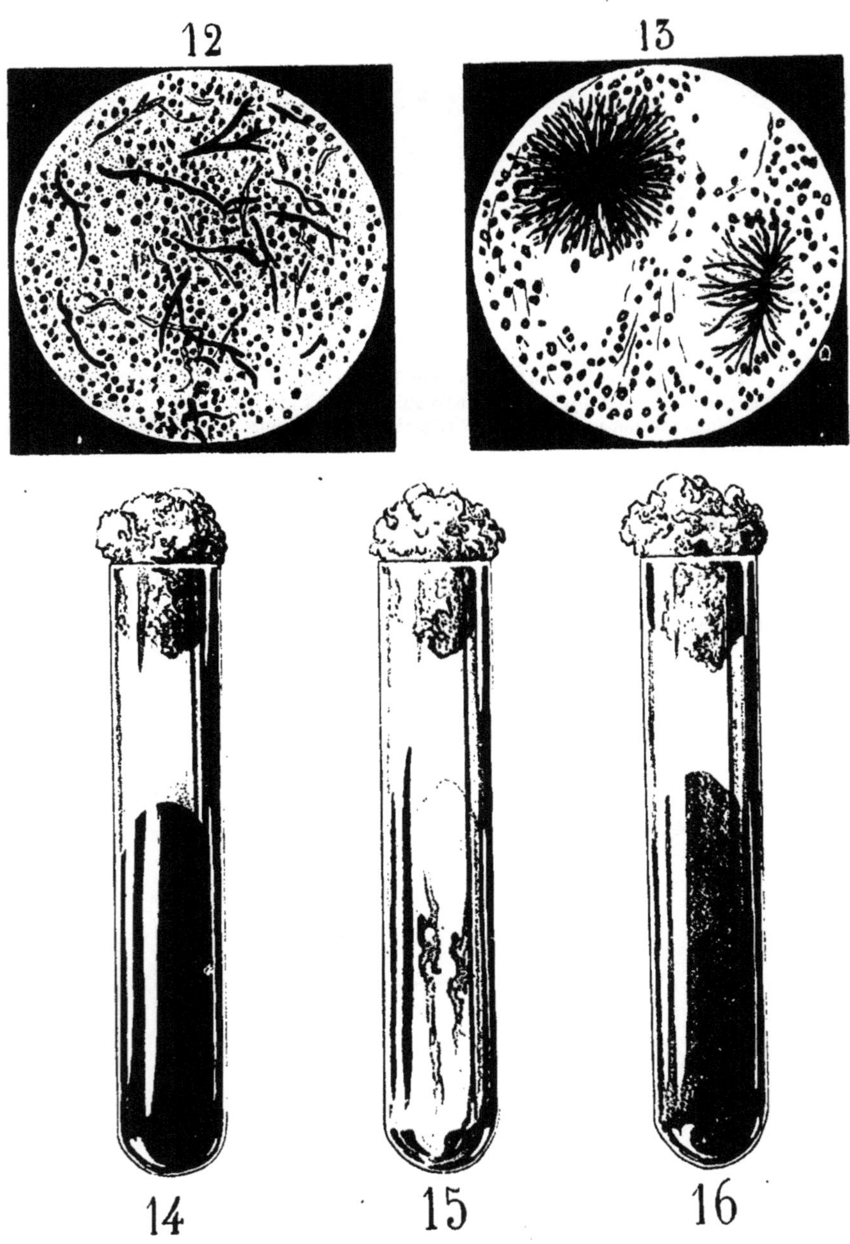
12
13
14
15
16